扫码学中医丛书

扫码学拔罐

臧俊岐　主编

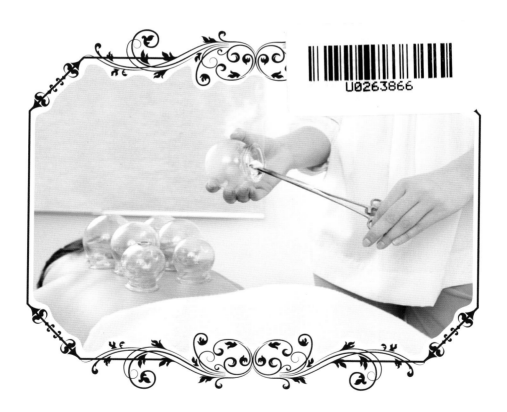

U0263866

SPM 南方出版传媒

广东科技出版社 | 全国优秀出版社

· 广州 ·

图书在版编目（CIP）数据

扫码学拔罐 / 臧俊岐主编. — 广州：广东科技出版社，
2018.9
　（扫码学中医丛书）
　ISBN 978-7-5359-6916-3

　Ⅰ．①扫… Ⅱ．①臧… Ⅲ．①拔罐疗法　Ⅳ.①R244.3

中国版本图书馆CIP数据核字(2018)第062495号

扫码学拔罐
Saoma Xue Baguan

责任编辑：方　敏　姚　芸
封面设计：深圳市金版文化发展股份有限公司
责任校对：谭　曦
责任印制：吴华莲
出版发行：广东科技出版社
　　　　　（广州市环市东路水荫路11号　邮政编码：510075)
http://www.gdstp.com.cn
E-mail：gdkjyxb@gdstp.com.cn（营销）
E-mail：gdkjzbb@gdstp.com.cn（编务室）
经　　销：广东新华发行集团股份有限公司
印　　刷：深圳市雅佳图印刷有限公司
　　　　　（深圳市龙岗区坂田大发路29号C栋1楼　邮政编码：518000)
规　　格：723mm×1 020mm　1/16　印张12　字数250千
版　　次：2018年9月第1版
　　　　　2018年9月第1次印刷
定　　价：38.80元

如发现因印装质量问题影响阅读，请与承印厂联系调换。

拔罐疗法在中国有着悠久的历史，早在成书于西汉时期的帛书《五十二病方》中就有关于"角法"的记载，角法类似于后世的火罐疗法，现代科学研究从很多方面证实拔罐的临床效果极为显著，作为自然疗法的重要组成部分，以中医脏腑、经络、气血等理论为基础，采用"内病外治"的方法，达到防病治病的目的。拔罐疗法简单、方便、廉价，深受广大群众的欢迎。

拔罐疗法通过对皮肤、毛孔、经络、穴位的吸拔作用，可以引导营卫之气始行输布，鼓动经脉气血，濡养脏器，温煦皮毛，使脏腑功能得以振奋，通畅经络，调整机体的阴阳平衡，从而达到健身、祛病疗疾的目的。

因为拔罐疗法对人体是一种全身性的综合疗法，对多数常见病、慢性病而言，只要根据病情选用不同的拔罐手法，就会有很好的治疗作用和辅助治疗作用。身体不适，只要拔上两罐，马上就会感觉轻松很多。这就是中医拔罐疗法的神奇之处。

那么，你是否知道，在面对某种具体疾病时，该怎么通过拔罐来治疗呢？是不是只有专业的医师才能进行拔罐呢？其实，只要掌握了拔罐的方法，知道了某种疾病该拔哪个穴位、拔多久等具体信息，自己在家就能拔罐。

本书用通俗易懂的语言讲解了拔罐疗法的中医理论基础，如经络、穴位的基本知识，各种穴位的适应证，拔罐的理论基础，拔罐的操作方法，常见疾病的拔罐方案，拔罐的注意事项及禁忌证等，让你简单识别常见疾病，轻松掌握拔罐疗法。

书中的每一个拔罐步骤都配有真人操作与定位取穴图，让读者能够更简单找准拔罐穴位。即使对穴位不是特别了解的初学者，看完本书也能轻松学会拔罐。另外，我们还给每一病症配备了真人同步演示视频，扫一扫二维码就可边看边学边操作，自己动手通络祛病。希望本书能够成为大家养生保健的好帮手！

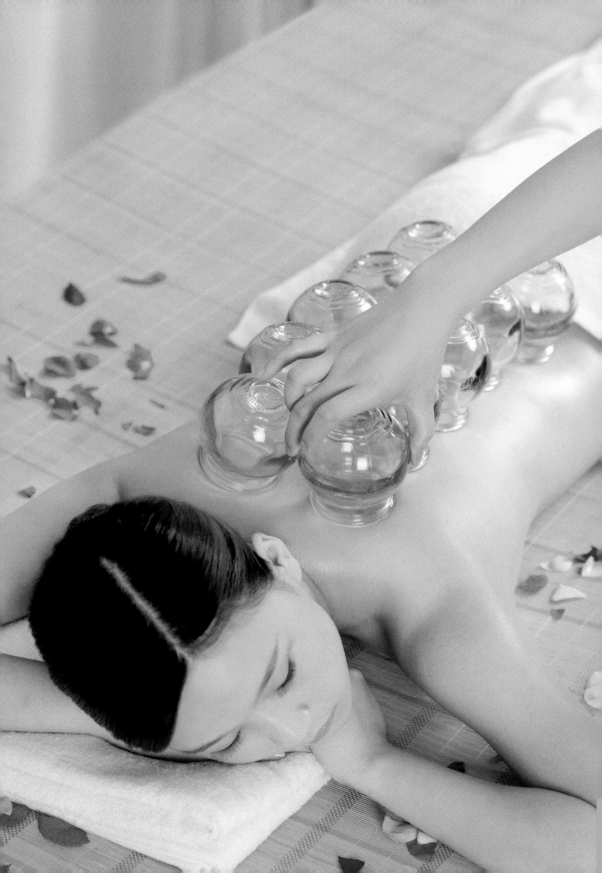

目录
CONTENTS

CHAPTER **1** 拔罐，传统医学里的一颗明珠

CHAPTER **2** 保健养生，拔除邪气保安康

CHAPTER **3** 调理身心消疲惫，拔除亚健康

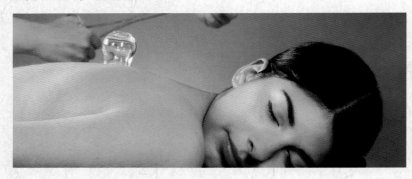

CHAPTER 4 延年益寿保健康，拔走慢性病

CHAPTER 5 行气活血通经络，拔走常见病

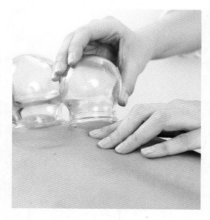
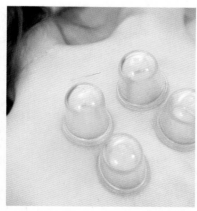

CHAPTER 6 健骨舒筋活络，拔走颈肩腰腿痛

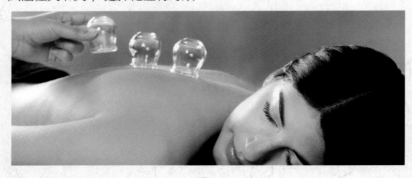

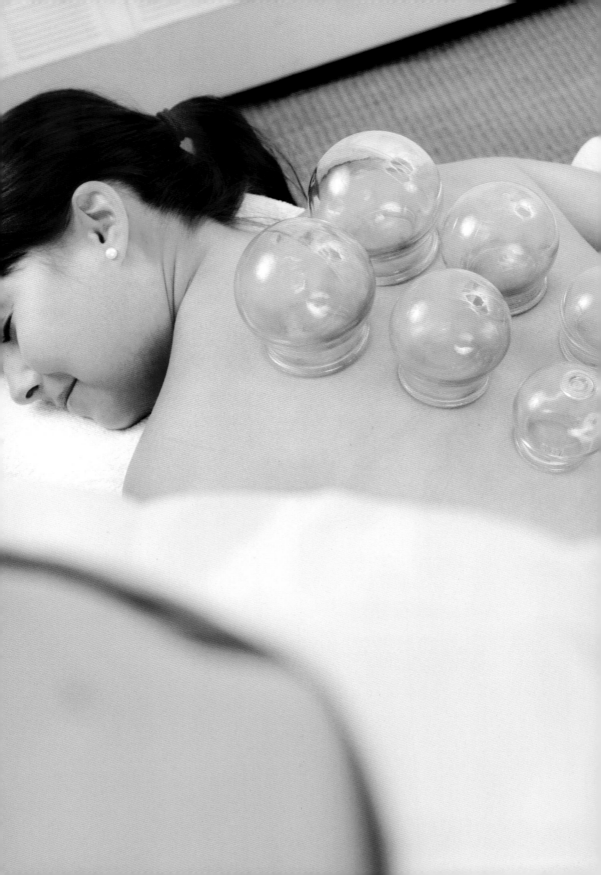

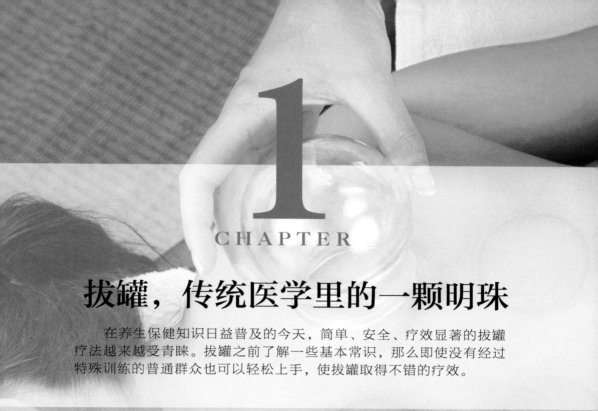

1
CHAPTER

拔罐，传统医学里的一颗明珠

　　在养生保健知识日益普及的今天，简单、安全、疗效显著的拔罐疗法越来越受青睐。拔罐之前了解一些基本常识，那么即使没有经过特殊训练的普通群众也可以轻松上手，使拔罐取得不错的疗效。

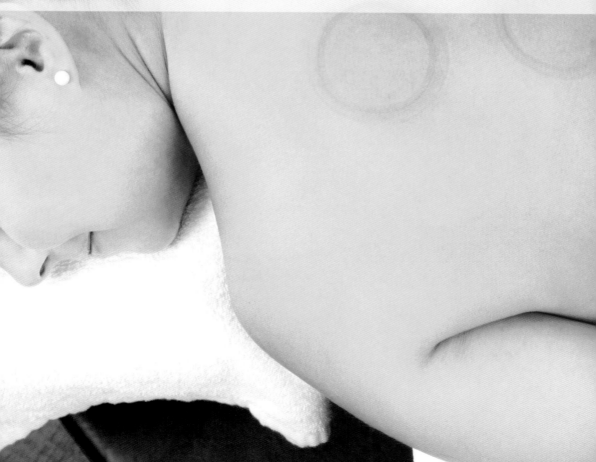

拔罐的起源与发展

拔罐是现在经常用到的中医理疗保健方法之一，是祖先留下的宝贵财富。你了解它的故事吗？下面将带你回顾拔罐的历史，去感受它的底蕴。

我国远古时代医家用动物的角作为吸拔工具，故而拔罐疗法又称为角法。1973年，湖南长沙马王堆汉墓出土的帛书《五十二病方》中，就已经有关于角法治病的记述："牡痔居窍旁，大者如枣，小者如核者，方以小角角之，如熟（熟）二斗米顷，而张角，絮以小绳，剖以刀。"其中"以小角角之"，即指用小兽角吸拔。据医史文献方面的专家考证，《五十二病方》是我国现存最古老的医书，大约成书于春秋战国时期。这就表明，早在公元前6世纪至公元前2世纪，我国就已经采用拔罐的治疗方法。

隋唐时期，拔罐的工具有了突破性的改进，开始用经过削制加工的竹罐来代替兽角。竹罐取材广泛，价廉易得，有助于这一疗法的普及和推广；同时，竹罐质地轻巧，吸拔力强，也在一定程度上提高了治疗的效果。

宋元时期，竹罐已经完全代替兽角。拔罐疗法的名称亦由"角法"变成"吸筒法"。

在操作上，则由单纯用水煮的煮拔筒法进一步发展为药筒法。即先将竹罐放置于按一定处方配制的药物中煮过备用，需要时，将此罐置于沸水中煮后，趁热拔在穴位上，以便发挥吸拔和药物外治的双重作用。

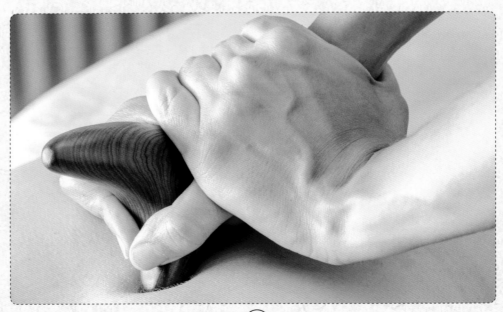

　　明朝时期拔罐法大兴，已经成为中医外科重要的外治法之一。当时的一些主要外科著作几乎都列有此法，主要用于吸拔脓血、治疗痈肿。在吸拔方法上，较前代有所改进，更多的是将竹罐用中药汁液煮沸后直接吸拔。所以，竹罐又被称为药筒。

　　到了清朝，拔罐法获得了更大的发展。一是拔罐工具的又一次革新。竹罐尽管价廉易得，但吸力仍不够强，且久置干燥后易产生燥裂漏气。为弥补此不足，清代出现了陶土烧制成的陶罐，并正式提出了沿用至今的"火罐"一词。二是拔罐方法的较大进步。有书记载："以小纸烧见焰，投入罐中，即将罐合于患处。如头痛则合在太阳、脑户或颠顶，腹痛合在脐上。罐得火气舍于内，即卒不可脱，须得其自落，肉上起红晕，罐中有气水出。"此类拔罐法是目前仍颇为常用的投火法。三是拔罐部位一改以往仅拔罐病灶区，采用了吸拔穴位的方法来提高治疗效果。四是拔罐疗法的治疗范围突破了历代以吸拔脓血、疮毒为主的界限，开始应用于多种病症。

　　在现代，拔罐已经发展成为全民保健、治疗疾病的大众化养生疗法。

　　综上所述，拔罐疗法在我国已有两千余年的历史，虽然它的发展十分缓慢，但人们随着经验的积累，扬长避短、革故鼎新，使得它今天仍能大大地造福大众。

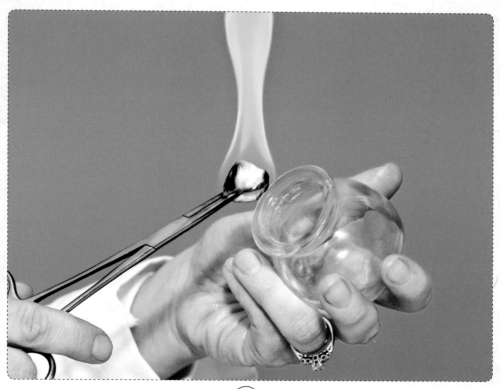

❧ 拔罐的奇妙功效 ❧

拔罐疗法对于机体的作用主要表现为两个方面：其一为预防和保健作用，即"治未病"，包括未病先防和已病防变两部分；其二为治疗疾病，即"治已病"。这两大方面的作用又是通过六个比较细小的作用完成的，分别是发汗解表、行气活血、消肿止痛、温经散寒、拔毒排脓和舒筋活络。

发汗解表

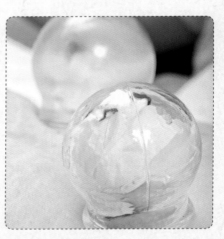

通过吸拔作用，使皮肤局部毛细血管充血扩张，以及良性刺激的神经反射作用，达到祛风除湿、散寒行气解表的效果，因而可以通利关节、发汗解表、镇痛去痹，这就是中医所说的"风寒邪拔罐能对神经、肌肉、血管等产生刺激，增强身体各器官的功能活力"。研究表明，拔罐后汗液排泄增加，可以排出体内的代谢废物，如尿素、尿酸、乳酸、肌酐等，使外入之病邪从外而解；同时可以改善皮肤的呼吸和营养，有利于汗腺和皮脂腺的分泌和有害物质的排出。临床用来治疗感冒、发热、头痛、头晕、风痹、腰痛、四肢痛等病症。

行气活血

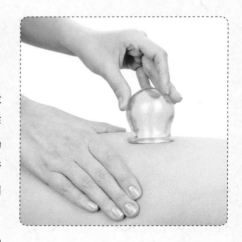

寒则气凝，瘀则气滞。气行则血行，气滞则血瘀。由于寒、气、血互为因果，从而形成气滞血瘀的病变。拔罐的"吸拔""温通"和良性刺激的神经反射作用，可以促进血液循环，使气血运行畅通，从而行气活血。活血祛瘀与行气导滞并用，可以用来治疗气滞血瘀证候，例如用于心腹胁肋痛、月经不调、跌仆劳损、胀闷不舒、产后恶露不行等气血涩滞之症。

消肿止痛

拔罐疗法由于能祛除病邪，吸拔出有害物质，增强血流，故可使邪去而肿消、络通而痛止，从而达到"消肿止痛"的目的。实践证明，缓慢而轻柔的手法对神经系统具有镇静作用，迅急而重的手法则有兴奋作用。

温经散寒

由于火罐吸着皮肤形成的温热刺激，通过经络传导给相应的内脏器官组织，使体内寒邪得以排出体外，从而达到"温经散寒"的治疗效果。

祛毒排脓

拔罐疗法产生的负压吸力很强，可用于治疗痈疖疮疡、恶血瘀滞、邪毒郁结等。拔罐使毒邪排出，气血通畅，瘀阻消散，祛毒排脓，清创解痛，促进疮口愈合。

舒筋活络

人体的经络，内达五脏六腑，外络肢节皮毛，纵横交错，贯通全身四肢百骸，通过气血运行滋养五脏六腑。如果人体经络气血功能失调，引起气滞血瘀，则会导致疾病产生。通过拔罐疗法的"吸拔"作用，加上良性刺激对神经反射的作用，使局部毛细血管扩张充血甚至破裂，局部和相应脏器组织的血流量（气血）加速而得以畅通，对经络腧穴产生良性的负压效应，这就是中医所称的"活血化瘀，舒筋活络"功能。拔罐疗法还能增强关节、肌腱的弹性和活动性，促进周围血液循环和气血畅通，达到行气化瘀、疏通经络、调整脏腑的功能。

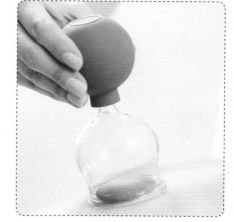

❦ 拔罐的必备工具 ❦

很多人都想在家里进行拔罐，以便随时保养身体、排除毒素，但如何正确选择拔罐器具是困扰大家的问题。下面就向大家介绍正确选择拔罐器具的方法，选择了正确的拔罐器具和合适的介质，就可以轻松地在家里进行拔罐了。

● 常用罐及其特点 ●

玻璃罐

玻璃罐是当代家庭最常用的罐，各大医药商店的器械柜台均有出售。它由玻璃加工制成，一般分为大、中、小3个型号。其形如球状，下端开口，小口大肚。其优点是罐口光滑，质地透明，使用时可观察到拔罐部位皮肤充血、瘀血的程度，便于掌握情况；缺点是易摔碎损坏。

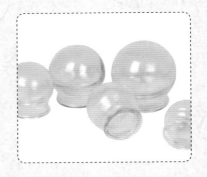

抽气罐

抽气罐可用青霉素、链霉素的药瓶，将瓶底磨掉制成平滑的罐口，瓶口处的橡皮塞应保持完整，留作抽气用。医药商店的器械柜台也有出售成品真空枪抽气罐，它由有机玻璃或透明塑料制成，形如吊钟，上置活塞便于抽气。其优点是不用点火，不会烫伤，使用安全，可随意调节罐内负压和吸力，便于观察等。它是家庭最适用的罐。

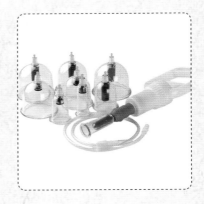

竹罐

用直径3~5厘米坚硬成熟的竹，按节截断，一端留节当底，另一端去节做口，罐口打磨光滑，周围削去老皮，做成中间略粗、两端稍细，形如腰鼓的竹罐。长约10厘米，罐口直径分为5厘米、4厘米、3厘米三种。其优点是轻便、廉价。

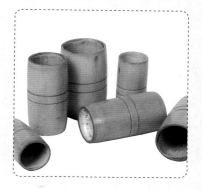

· 拔罐的四大辅助工具 ·

燃料

酒精是拔罐过程中经常要用的燃料。拔罐时，一般要选用体积分数为75％~95％的酒精，如果身边没有酒精，可用度数稍高的白酒代替。

消毒清洗用品

拔罐前要准备一些消毒清洁用品对器具消毒，对拔罐部位清洗，如酒精棉签或酒精脱脂棉球等。

润滑剂

常用的润滑剂一般包括凡士林、植物油、液状石蜡等。还有一些润滑剂是具有药用疗效的，如红花油、松节油等，它们具有活血止痛、消毒杀菌的功效。

针具

在拔罐治疗过程中，有时会用到针罐、刺血罐、抽气罐、止血钳，其中，最常用的是三棱针和皮肤针。

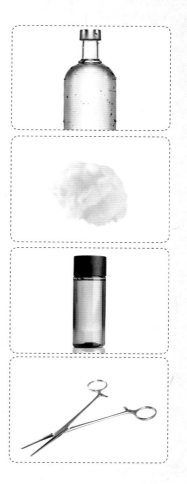

❧ 常用的拔罐方法 ❧

　　拔罐法又称"拔火罐"，古称"角法"，是以罐子为工具，利用火燃烧排出罐内空气，造成相对负压，使罐子吸附于施术部位，产生温热刺激及局部皮肤充血或瘀血，以达到治疗疾病目的的一种方法。下面详细为大家介绍各种拔罐方法和操作手法以及它们的适用范围，让大家能够更清晰、更直观地了解和运用。

● 常规拔罐方法 ●

　　根据拔罐时使用罐的多少，主要分为单罐法和多罐法两种，而多罐法又可分为密排罐法、疏排罐法、散罐法。

单罐法

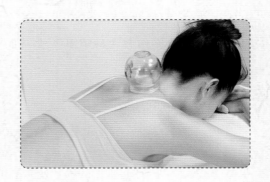

　　用于病变范围较小的病症或压痛点。可按病变或压痛范围的大小，选用适当口径的火罐。如胃病在中脘穴拔罐，冈上肌肌腱炎在肩髃穴拔罐等。

多罐法

　　用于病变范围较广泛的病症。可按病变部位的解剖形态，酌量吸拔几个乃至十几个罐。如某一肌束劳损时可按肌束的位置成行排列吸拔多个火罐。

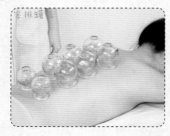
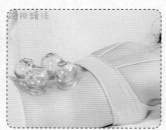
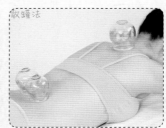

密排罐法

罐具多而排列紧密的排罐法，这种方法多用于身体强壮的年轻人，或者病症反应强烈、发病广泛的患者。

疏排罐法

罐具少而排列稀疏的排罐法，这种方法多用于年老体衰、儿童等患者，或者病症模糊、耐受能力差的患者。

散罐法

罐具排列零星、分散的排罐法，又称星罐法，此法主要适用于一人患有多种疾病或者虽只患有一种疾病但又具有多种病症的患者。

● 闪罐法 ●

闪罐法是临床常用的一种拔罐手法，一般多用于皮肤不太平整、容易掉罐的部位。具体操作方法是用镊子或止血钳夹住蘸有适量酒精的棉球，点燃后送入罐底，立即抽出，将罐拔于施术部位，然后将罐立即起下，按上法再次吸附于施术部位，如此反复拔起多次至皮肤潮红为止。通过反复的拔、起，使皮肤反复地紧、松，反复地充血、不充血、再充血，形成物理刺激，对神经和血管有一定的兴奋作用，可增加细胞的通透性，改善局部血液循环及营养供应，适用于治疗肌萎缩、局部皮肤麻木、酸痛或一些较虚弱的病症。采用闪罐法操作时，注意罐口应始终向下，棉球应送入罐底，棉球经过罐口时动作要快，避免罐口反复加热以致烫伤皮肤。操作者应随时掌握罐体温度。

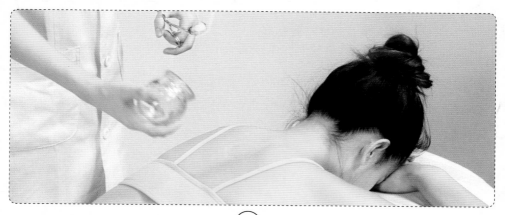

● 留罐法 ●

留罐法又称坐罐法，是指将罐吸附在应拔部位后留置一段时间的拔罐方法。此法是临床最常用的一种罐法，留罐法主要用于以寒邪为主的疾患、脏腑病。如经络受邪（外邪）、气血瘀滞、外感表证、麻木、消化不良、神经衰弱、高血压等病症，用之均有良效。治疗实证用泻法，即用单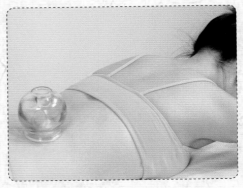罐口径大、吸拔力大的泻法，或用多罐密排、吸拔力大，吸气时拔罐、呼气时起罐的泻法。治疗虚证用补法，即用单罐口径小、吸拔力小的补法，或用多罐疏排、吸拔力小，呼气时拔罐、吸气时起罐的补法。留罐法可与走罐法配合使用，即先走罐，后留罐。

● 走罐法 ●

走罐法一般用于病变部位较大肌肉丰厚而平整的部位，或者需要在一条或一段经脉上拔罐的情况。走罐法宜选用玻璃罐或陶瓷罐，罐口应平滑。操作前先在将要施术的部位涂抹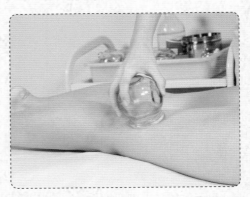适量的润滑液，然后用闪罐法将罐吸附于皮肤上，循着经络或需要拔罐的线路来回推罐，至皮肤出现瘀血为止。操作时应注意根据病人的病情和体质调整罐内的负压，以及走罐的快、慢、轻、重。罐内的负压不可过大，否则走罐时由于疼痛较剧烈，病人将无法接受；推罐时应轻轻推动罐的颈部后边，用力要均匀。走罐法对不同部位应采用不同的行罐方法：腰背部沿垂直方向上下推拉，胸肋部沿肋骨走向左右平行推拉，肩、腹部采用罐具自转或在应拔部位旋转移动的方法，四肢部沿长轴方向来回推拉等。

● 转罐法 ●

转罐法是先用闪罐法将罐吸于皮肤上，然后手握罐体来回转动的方法。操作时手法宜轻柔，转罐宜平稳，防止掉罐。转动的角度要适中，角度过大患者不能耐受，过小无法达到刺激量。由于转罐法对穴位或皮肤能产生更大的牵拉刺激，加强了血液循环，增强了治疗效果，所以多用于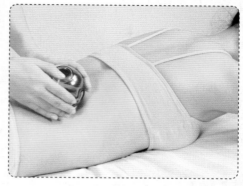穴位治疗或局部病症的治疗。注意罐口应平滑，避免转动时划伤皮肤。转罐法可与走罐法配合应用，在皮肤上涂抹适量的润滑油，可减轻疼痛。

● 响罐法 ●

响罐法是指在罐具吸定后，稍加推拉或旋转后随即用力将罐具拔下，发出"啪"的响声的一种拔罐方法。如此反复吸拔，重复操作多次，以皮肤潮红或呈紫红色为度。此法与闪罐法功效相同，通常用小口径罐具在局部面积较小的部位施术。

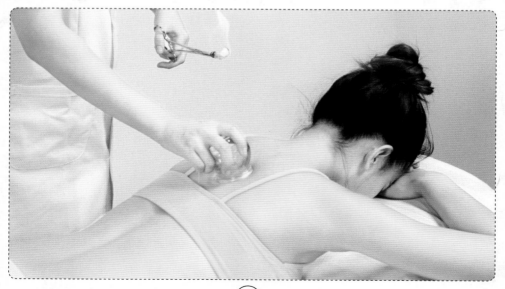

❧ 简便取穴定位法 ❧

在进行穴位拔罐疗法的时候，找穴位是最重要的。在这里，我们介绍一些任何人都能够使用的简单寻找穴位的诀窍。

手指度量法

手指同身寸度量取穴法是指以患者本人的手指为标准度量取穴，是临床取穴定位常用的方法之一。这里所说的"寸"，与一般尺制度量单位的"寸"是有区别的，是用被取穴者的手指作尺子测量的。由于人有高矮胖瘦之分，不同的人用手指测量到的一寸也不等长。因此，取穴时要用被取穴者的手指作为参照物，才能准确地找到穴位。

拇指同身寸：拇指指间关节的横向宽度为1寸。

中指同身寸：中指中节屈曲，手指内侧两端横纹头之间为1寸。

横指同身寸：又称"一夫法"，指的是食指、中指、无名指、小指并拢，以中指中节横纹为准，四指横向宽度为3寸。

另外，食指和中指二指指腹横宽（又称"二横指"）为1.5寸。食指、中指和无名指三指指腹横宽（又称"三横指"）为2寸。

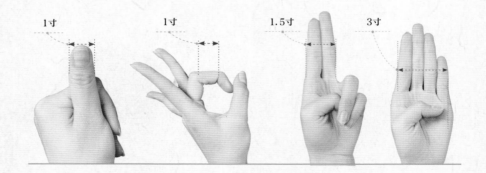

骨度分寸定位法

　　此法始见于《灵枢·骨度》篇。它是将人体的各个部位分别规定其折算长度，作为量取腧穴的标准。如前后发际间为12寸，两乳头间为8寸，胸骨体下缘至脐中为8寸，耳后两乳突（完骨）之间为9寸，肩胛骨内缘至背正中线为3寸，腋前（后）横纹至肘横纹为9寸，肘横纹至腕横纹为12寸，股骨大粗隆（大转子）至膝中为19寸，膝中至外踝尖为16寸，胫骨内侧髁下缘至内踝尖为13寸。

体表标志定位法

　　固定标志：常见判别穴位的标志有眉毛、乳头、指甲、趾甲、脚踝等。例如，神阙位于腹部脐中央，膻中位于两乳头中间。

　　动作标志：需要做出相应的动作姿势才能显现的标志，如张口取耳屏前凹陷处即为听宫穴。

感知找穴法

　　身体感到异常，用手指压一压，捏一捏，摸一摸，如果有痛感、硬结、痒等感觉，或与周围皮肤有温度差，如发凉、发烫，或皮肤出现黑痣、斑点，那么这个地方就是所要找的穴位。感觉疼痛的部位，或者按压时有酸、麻、胀、痛等感觉的部位，可以作为阿是穴治疗。阿是穴一般在病变部位附近，也可在距离病变部位较远的地方。

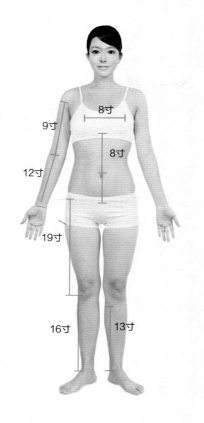

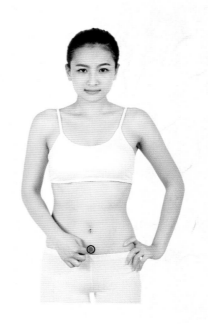

❧ 拔罐的正确步骤 ❧

拔罐疗法是一种无创伤性的物理学刺激疗法。但如果操作不慎或粗心大意，则容易引起局部烫伤，所以以下一些拔罐的正确步骤是必须知道的。

准备

仔细检查患者，以确定是否符合拔罐的适应证，有无禁忌。根据病情，确定处方。检查应用的药品、器材是否备齐，然后一一擦净，按次序放置好。对患者说明施术过程，消除其恐惧心理，增强治疗信心。

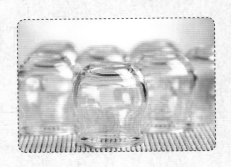

患者体位

患者的体位正确与否，关系到拔罐的效果。正确体位使患者感到舒适，肌肉能够放松，施术部位可以充分暴露。一般采用的体位有以下几种。

仰卧位：患者自然平躺于床上，双上肢平摆于身体两侧。此体位有利于拔治胸部、腹部、双侧上肢、双下肢前侧及头面部和胁肋部等处。

俯卧位：患者俯卧于床上，两臂顺平摆于身体两侧，颌下垫一薄枕。此体位有利于拔治背部、腰部、臀部、双下肢后侧、颈部等处。

侧卧位：患者侧卧于床上，同侧的腿屈曲，对侧的腿自然伸直（如取左侧卧位，则左侧腿屈曲、右侧腿自然伸直），双手臂屈曲放于身体的前侧。此体位有利于拔治肩部、双臂、腿外侧等处。

坐位：患者倒骑于带靠背的椅子上，双臂自然重叠，抱于椅背上。此体位有利于拔治颈部、肩部、背部、双臂和双腿等处。

选罐

根据部位的面积大小、患者体质强弱以及病情轻重进行选择，用大小适宜的火罐、竹罐及其他罐具等。

擦洗消毒

在选好的治疗部位上，先用毛巾浸温水洗净患部，再以干纱布擦干，为防止发生烫伤，一般不用酒精或碘酒消毒。如因治疗需要，必须在有毛发的地方或毛发附近拔罐时，为防止烧伤，应剃毛后再拔罐。

温罐

冬季、深秋、初春天气寒冷，拔罐前为避免患者有寒冷感，可预先将罐放在火上燎烤。温罐时要注意只烤烘罐底部，不可烤其口部，以防瓶口过热造成烫伤。

施术

首先将选好的部位显露出来，拔罐者靠近患者身边，顺手（左手或右手）执罐按不同排序方法扣上。一般有两种排序。

密排法：罐与罐之间的距离不超过1寸。用于身体强壮且有疼痛症状者，有镇静、止痛、消炎之功，又称"刺激法"。

疏排法：罐与罐之间的距离相隔1~2寸。用于身体虚弱、肢体酸软无力者，又称"弱刺激法"。

询问

火罐拔上后，应不断询问患者有何感觉（假如用玻璃罐，还要观察罐内皮肤反应情况），如果罐吸力过大，产生疼痛则应放入少量空气。拔罐后患者如感到吸着无力，可起下来再拔一次。

拔罐时间

首先，要根据患者的年龄、体质、病情以及所拔罐的部位来确定时间。比如年轻者拔罐时间可以长一些，年老者可短些；病轻者拔罐时间可以短些，病重者可以长一些；拔罐在头、面、颈、肩、上肢等部位的，时间可以短些，拔罐在腰背、臀部、腹部及下肢部位的，时间则可以长一些。

其次，还要根据罐具的不同来确定时间。比如大罐的吸力较强，那么一次可拔5~10分钟；小罐的吸力较弱，则一次可拔10~15分钟。

再次，还要根据拔罐的方法来确定时间。比如，在采用闪罐或走罐时，其留罐治疗时间应以罐下局部皮肤出现潮红或呈红豆点状的痧块、痧斑和瘀斑等为准；在采用其他罐法时，则要因具体方法的不同而要求罐下皮肤出现紫斑、潮红、肿胀、灼热、疼痛、抽拉感等为准；在采用针罐时，留罐时间的决定因素则取决于针感和出血情况等。

拔罐的次数与疗程

拔罐疗程的确定也是根据病情程度及病人自身状况等因素确定的。比如，患感冒、发热等急性病的，要每天拔罐一次；若是重病的，则每天拔罐2～3次；是慢性病的，两天拔罐一次；若拔罐后患者皮肤出现瘀斑、瘀块等情况的，应等待瘀斑、瘀块消退后再做下一次拔罐。一般来说，拔罐7～10天为一个疗程，中间隔3～5天后再进行第二个疗程。

起罐方式

当治疗完毕，或者某个穴位、部位需要重新拔罐时，就到了起罐的时候。起罐的原则是动作应轻柔、协调，切不可生拉硬拔，以免损伤皮肤或使患者产生疼痛。具体操作方法是，先用一手握罐将其稍稍倾斜，再用另一手拇指在罐口边缘处挤压皮肤，以使气体进入罐内，此时罐具即可自然脱落。

起罐后的贴心护理

起罐后，所拔部位局部皮肤如出现水蒸干皱或有裂纹的，则应涂上植物油；若起罐后局部皮肤绷紧不适的，可轻轻按揉皮肤，使其放松；若起罐后有水疱的，可用无菌针挑破，用干净棉球擦干后再涂龙胆紫即可；若起罐后身上拔出脓、血的，应用无菌棉球将之清洗干净，清洗后用纱布包裹；针罐或刺络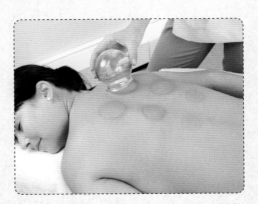拔罐后，针口应用医用酒精消毒。若起罐后皮肤出现紫红斑点的，则属正常反应，无须特别处理。拔罐结束后，应让受术者休息5～10分钟。

❧ 拔罐的适应证和禁忌证 ❧

　　拔罐治疗时应注意观察患者局部和全身反应，提早知道拔罐的适应证、禁忌证，才能更好运用拔罐疗法治疗疾病。拔罐疗法作为一种保健养生及治病方法，也有它的局限性，因为某些疾病是无法通过拔罐而得到改善和治疗的。下面向大家说明拔罐的适应证以及禁忌证。

拔罐的适应证

呼吸系统方面的疾病：支气管炎、肺水肿、肺炎、哮喘、胸膜炎等。

消化系统方面的疾病：急性胃炎、慢性胃炎、急性肠炎、慢性肠炎、消化不良、胃酸过多等。

心血管系统疾病：高血压、脑血栓、心绞痛、心律失常等。

神经系统方面的疾病：神经性头痛、肋间神经痛、坐骨神经痛、四肢神经麻痹、面神经痉挛、颈肌痉挛等。

运动系统方面的疾病：肩关节痛、颈椎痛、腰椎痛、膝关节痛等。

妇科方面的疾病：痛经、月经过多、闭经、盆腔炎等。

外科疮伤方面的疾病：毛囊炎、急性乳腺炎、疖肿等。

儿科方面的疾病：百日咳、流行性腮腺炎、小儿腹泻、小儿肺炎等。

五官科方面的疾病：鼻出血、白内障、复发性口腔溃疡、急性扁桃体炎等。

拔罐的禁忌证

❶ 精神病、水肿、心力衰竭、活动性肺结核等。

❷ 患急性骨关节软组织损伤者。

❸ 关节肿胀或严重水肿者。

❹ 皮肤溃烂者。

❺ 有严重过敏史者。

❻ 患有传染性皮肤病者。

❼ 皮肤肿瘤患者。

❽ 患有出血倾向性疾病者。

❾ 颈部以及其他体表有大血管经过的部位。

❧ 观罐印诊疾病 ❧

拔罐疗法通过物理刺激和负压人为造成毛细血管破裂瘀血，促进血液循环，调理气血，起到提高人体免疫力的作用。了解拔罐的原理后，我们应该怎样看待拔罐后的罐印？它又在向我们暗示什么呢？

❶ 罐印紫黑发暗，一般表示体内有血瘀，如痛经、心脏供血不足等；若印记数日不退，常表示病程已久，治疗时间需稍长一些；若走罐时出现大面积黑紫印记，则提示风寒所犯面积较大，应对症处理，祛邪散寒。

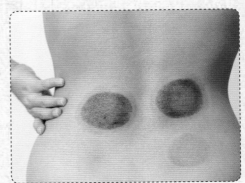

❷ 罐印发紫并伴有斑块，一般表示有寒凝血瘀之证。

❸ 罐印为紫色散点，深浅不一，一般提示为气滞血瘀。

❹ 罐印发青并伴有斑块，一般表示疾病以虚证为主，兼有血瘀。若在肾俞处显现，则表示肾虚；若在脾俞处显现，则表示脾虚（气虚血瘀）。病变穴位处常伴有压痛。

❺ 罐印鲜红而艳，一般提示阴虚或气阴两虚。阴虚火旺或过敏体质属于风热证者也可出现此印记。

❻ 罐印呈现鲜红散点，通常出现在大面积走罐后，并且不会高出皮肤。如果集中在某穴及其附近，则表示该穴所属脏腑存在病邪。

❼ 吸拔后没有罐印或者有但起罐后立即消失者，多表示病邪尚轻。当然，若起罐不准时也会无罐印，最好多拔几次，以确认有无病证。

❽ 罐印灰白，触摸无温热感，多表示为虚寒、湿邪之证。

❾ 罐印表面有纹络并且微痒，表示风邪、湿证。

❿ 罐印出现水疱，表示体内湿气过重，若水疱内有血水，提示体内有热邪湿毒。

⓫ 拔罐区出现水疱、水肿，显示体内水湿邪气过多，表示患有气病之证。

⓬ 罐印深红、紫黑、丹痧，或者揉按有微痛并且身体发热者，表示患有热毒证；身体无发热者，表示患有瘀证。

拔罐时异常反应的应急处理

拔罐作为一种自然疗法，在施术过程中由于个体差异以及施术者的操作失当等，难免会出现一些异常反应或突发情况，导致施术者受到伤害，此时需立即做出最恰当的处理。

避免火罐烫伤

有人说："只要经常拔罐，就难免不烫伤。"这种说法不对，临床实践表明造成火罐烫伤的主要原因有：酒精用得过多而滴在罐内皮肤上，烫起一片血疱；火焰烧热罐口，容易使罐口烙伤圆圈处皮肤；留罐时间过长，容易拔起白水疱。前两种是真正烫伤，后一种不是烫伤。采取如下措施可避免：

涂水： 在拔罐地方，事先涂些水（冬季涂温水）。涂水可使局部降温，保护皮肤，不致烫伤。

火焰朝罐底： 酒精棉球火焰，一定要朝向罐底，万不可烧着罐口，罐口也不要沾上酒精。

缩短留罐时间： 一般大罐留罐不超过10分钟，小罐留罐不超过15分钟。实际操作时，应以皮肤红肿、瘀血情况为度，结合患者自身感受，适当减少时间，防止吸起水泡。

拔罐后的异常反应及预防处理

拔罐后如果患者感到异常，或者在拔罐时有烧灼感，则应立即拿掉火罐，并检查皮肤有无烫伤，患者是否过度紧张，术者手法是否有误，或是否罐子吸力过大等。如此处不宜再行拔罐，可另选其他部位。如在拔罐过程中，患者感觉头晕、恶心、目眩、心悸，继则面色苍白、出冷汗、四肢厥逆、血压下降、脉搏微弱，甚至突然意识丧失，出现晕厥时（晕罐），应及时取下罐具，使患者平躺，取头低脚高体位。轻者喝些温开水，静卧片刻即可恢复。重者可针刺百会、人中、中冲、少商、合谷等穴，并尽快送往医院。如果在拔罐之前做好解释工作，消除患者的恐惧，在拔罐过程中能很好掌握患者的情况，晕罐多数是可以避免的。

❧ 常见拔罐误区知多少 ❧

火罐疗法尽管历史悠久，但多数人对其保健的奥妙之处不甚了解。由于认识偏差，人们往往会存在以下几个误区，在此为大家答疑解惑，带大家走出拔罐误区。

拔罐后马上洗澡

很多人喜欢在拔完火罐后立刻洗澡，他们认为在拔完火罐后洗个澡更加舒适，但这样做是错误的。拔完火罐立刻洗澡是一大养生禁忌，因为拔罐后的皮肤处于一种被轻微损伤的状态，非常脆弱，此时洗澡很容易导致皮肤破裂、发炎。而如果洗冷水澡的话，由于皮肤毛孔处于张开的状态，很容易受凉。所以，拔罐后一定不能马上洗澡。

留罐时间越长越好

不少人认为，拔火罐的时间越长，效果就更加显著，甚至还有人认为，要拔出水疱才能体现出拔火罐的效果，这些观念都是错误的。拔罐时负压的大小和留罐时间共同对机体造成影响，如果在负压很大的情况下，拔罐时间过长，就可能会出现水疱，这样不但伤害到皮肤，甚至会导致皮肤感染。

同一位置反复拔罐

很多人认为，如果身体某个部位不舒服，拔火罐时多次拔相同的地方就可以产生很好的效果。其实这样会对皮肤造成伤害，因此建议拔火罐的时候拔多个位置，既可降低损伤率又能达到最佳养生效果。

没事也经常拔罐

拔罐虽然具有防治疾病的功效，但无论是哪种治疗方法，一般主张必要时才应用。也就是说，如果身体健康、年轻力壮，不主张有事没事都经常拔罐，有不适症状时才需对症拔罐。若是用于保健，一般用于消除肌肉酸痛和身体疲劳，最好一周拔罐不要超过3次。

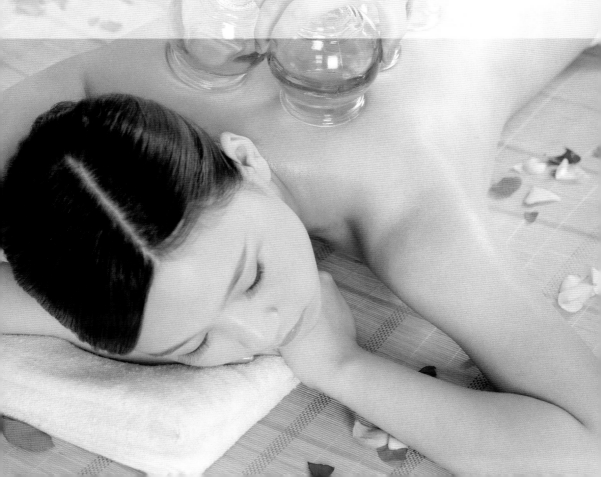

2
CHAPTER

保健养生，拔除邪气保安康

经穴拔罐刺激可调动多种防御功能抵抗各种疾病，达到逐寒祛湿、疏通经络、行气活血、拔毒泻热的目的，从而调整人体阴阳平衡，解除疲劳，增强体质，治愈疾病。本篇为你详细介绍多种养生保健拔罐法，让你神清气爽乐无忧。

健脾养胃，吃饭香

现代社会生活节奏加快，压力大，人们饮食不规律，导致各种胃部疾病发作，造成"脾虚"，出现胃胀痛、食欲差、便溏、疲倦乏力等症状。刺激穴位可行气活血，有健脾养胃的功效。

扫码看视频

➡ **拔罐处方：** 留罐 中脘 + 留罐 脾俞

拔罐疗法

1 留罐中脘，促进消化

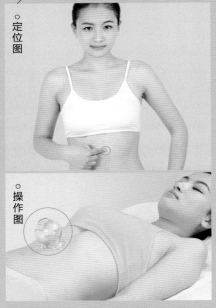

○定位图

○操作图

定位： 位于上腹部，前正中线上，脐中上4寸。

操作： 将火罐扣在中脘穴上，留罐10～15分钟，吸附力不宜过大，以皮肤潮红为宜。

2 留罐脾俞，健脾和胃

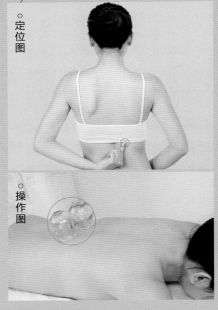

○定位图

○操作图

定位： 位于背部，第十一胸椎棘突下，旁开1.5寸。

操作： 将火罐扣在脾俞穴上，留罐10分钟，以皮肤潮红、充血为宜。

养心安神，睡眠好

　　心烦意乱，睡眠浅表，稍有动静会惊醒是焦虑性失眠症常见症状。焦虑、睡眠质量差以及精神恍惚等都与人的心态有着密切的联系。刺激穴位可疏解心烦气闷，有助于睡眠，能达到安神的效果。

扫码看视频

➨ **拔罐处方：** 留罐 厥阴俞 ＋ 留罐 心俞

拔罐疗法

1 留罐厥阴俞，泄心包之热

○ 定位图

○ 操作图

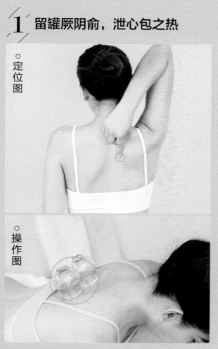

定位： 位于背部，第四胸椎棘突下，旁开1.5寸。

操作： 将火罐扣在厥阴俞上，留罐10分钟，调节负压吸引力度，以疼痛耐受为度。

2 留罐心俞，通络安神

○ 定位图

○ 操作图

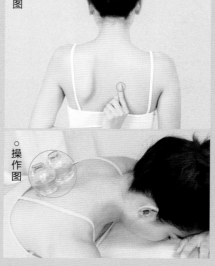

定位： 位于背部，第五胸椎棘突下，旁开1.5寸。

操作： 将火罐扣在心俞上，留罐10分钟，调节负压吸引力度，以疼痛耐受为度。

宣肺理气，呼吸畅

肺病是目前临床上比较常见的疾病之一，是在外感或内伤等因素影响下，造成肺脏功能失调和病理变化的病症，常有咳嗽、流涕、气喘等。刺激穴位可滋阴润肺、开瘀通窍、调理肺气。

扫码看视频

➡ **拔罐处方：** 闪罐 **肺俞** ＋留罐 **尺泽**

拔罐疗法

1 闪罐肺俞，调肺气、补虚清热

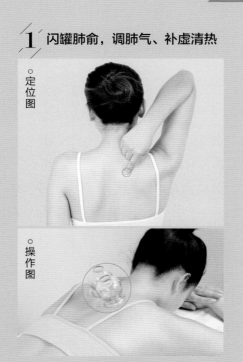

○定位图

○操作图

定位： 位于背部，第三胸椎棘突下，旁开1.5寸。

操作： 将火罐扣在肺俞上，拔上后立即取下，一拔一取，如此反复吸拔，闪罐30次。

2 留罐尺泽，清肺热、平咳喘

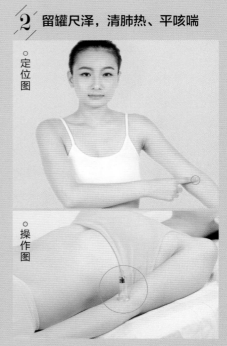

○定位图

○操作图

定位： 位于肘横纹中，肱二头肌腱桡侧凹陷处。

操作： 用拔罐器将气罐吸拔在尺泽穴上，留罐15分钟。

补肾强腰，肾气足

　　失眠多梦、腰腿酸软、卵巢早衰等症状在现代女性当中也较为多见。女性要行经、生产、哺乳，这些都是很消耗精气神的。刺激穴位可调理精气神，补充肾气，"肾气足"则"百病除"。

扫码看视频

➤ **拔罐处方：** 留罐 肾俞 + 留罐 关元

拔罐疗法

1 留罐肾俞，培补肾气

○定位图

○操作图

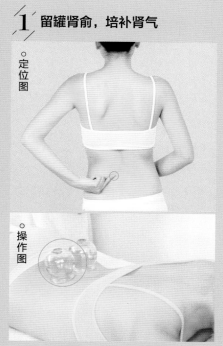

定位： 位于腰部，第二腰椎棘突下，旁开1.5寸。
操作： 将火罐扣在肾俞穴上，留罐15分钟，以局部皮肤有抽紧感为度。

2 留罐关元，固本培元

○定位图

○操作图

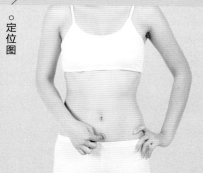

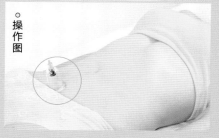

定位： 位于下腹部，前正中线上，脐中下3寸。
操作： 将气罐扣在关元穴上，留罐15分钟，以局部皮肤泛红、充血为度。

瘦身降脂，身材好

现在生活条件优越，人们身体里面的能量摄入多于能量消耗，是导致很多人发胖的根本原因。刺激穴位可加速体内脂肪的燃烧，从而达到瘦身降脂的功效。

扫码看视频

拔罐处方： 留罐 足三里 + 留罐 丰隆

拔罐疗法

1 留罐足三里，调脾胃、补气

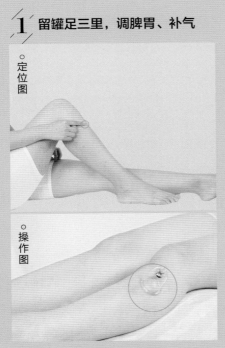

○定位图

○操作图

定位： 位于小腿前外侧，犊鼻穴下3寸，距胫骨前缘一横指。

操作： 用拔罐器将气罐吸附在足三里穴上，留罐15分钟，以局部皮肤潮红为度。

2 留罐丰隆，祛痰化湿

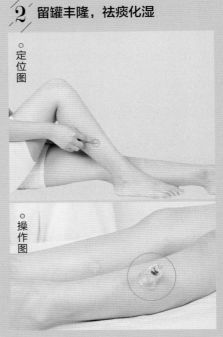

○定位图

○操作图

定位： 位于小腿前外侧，外踝尖上8寸，胫骨前缘外1.5寸。

操作： 用拔罐器将气罐吸附在丰隆穴上，留罐10分钟，以局部皮肤充血为度。

调经止带，没烦恼

每个月有那么几天，是女性特别需要小心谨慎的，那就是经期。碰到经期不规律的时候，的确令女性朋友们烦恼。如果出现月经不调、白带增多、有异味等症状，应及时到医院检查身体。

扫码看视频

➤ 拔罐处方： 留罐 血海 ＋留罐 三阴交

拔罐疗法

1 留罐血海，调经统血

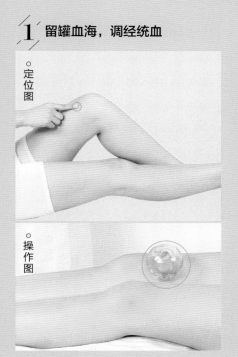

○定位图

○操作图

定位： 位于大腿内侧，髌底内侧端上2寸，股四头肌内侧头的隆起处。
操作： 将火罐扣在血海穴上，留罐10～15分钟，调节负压吸引力度，以疼痛耐受为度。

2 留罐三阴交，健脾利肝肾

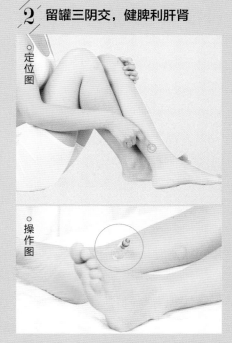

○定位图

○操作图

定位： 位于小腿内侧，足内踝尖上3寸，胫骨内侧缘后方。
操作： 将气罐吸附在三阴交穴上，留罐15分钟，以局部皮肤泛红、充血为度。

排毒通便，无毒一身轻

近年来，患便秘的中青年群体呈明显上升趋势。工作压力大，心理上过度紧张，加上缺乏身体锻炼，活动量小，都是导致便秘的主要原因。拔罐疗法可调理肠胃，使人神清气爽。

扫码看视频

拔罐处方： 留罐 （大肠俞）+留罐 （天枢）

拔罐疗法

1 留罐大肠俞，理气降逆

○定位图

○操作图

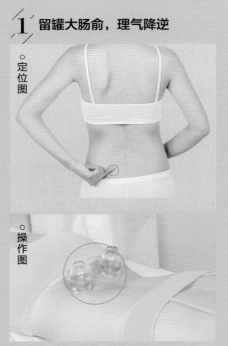

定位： 位于腰部，第四腰椎棘突下，旁开1.5寸。
操作： 将火罐扣在大肠俞上，留罐10分钟，调节负压吸引力度，以疼痛耐受为度。

2 留罐天枢，消炎止泻、通大便

○定位图

○操作图

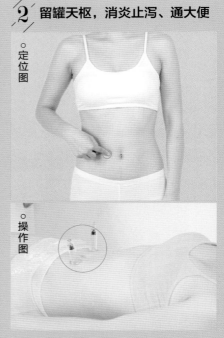

定位： 位于腹中部，距脐中2寸。
操作： 将气罐吸附在天枢上，留罐10分钟，注意吸附力度不要太大。

益气养血，红光满面

气血对人体最重要的作用就是滋养。气血充足，则人面色红润，肌肤饱满丰盈，毛发润滑有光泽，精神饱满，感觉灵敏；反之，皮肤易粗糙，发暗发黄等。刺激穴位可疏导经络、益气养血。

扫码看视频

拔罐处方： 留罐 气海 +留罐 足三里

拔罐疗法

1 留罐气海，温阳益气、化湿

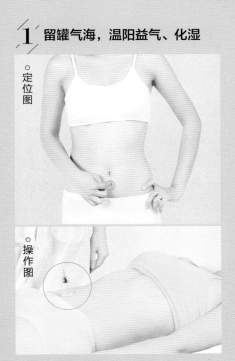

○定位图

○操作图

定位： 位于下腹部，前正中线上，脐中下1.5寸。

操作： 将气罐吸附在气海穴上，留罐15分钟，以局部皮肤泛红、充血为度。

2 留罐足三里，补中益气

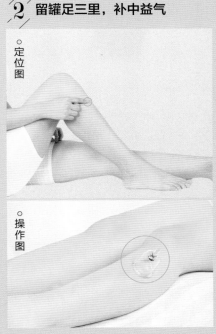

○定位图

○操作图

定位： 位于小腿前外侧，犊鼻穴下3寸，距胫骨前缘一横指。

操作： 将气罐吸附在足三里穴上，留罐15分钟，以局部皮肤泛红、充血为度。

降压降糖，远离"三高"

被称为"富贵病"的高血脂、高血压、高血糖，是人类致命的"头号杀手"，在中国的十大死亡原因中，与高血脂、高血压、高血糖相关的死亡人数占总死亡人数的27%。

扫码看视频

🥄 **拔罐处方：** 闪罐 大椎 ＋留罐 血海

拔罐疗法

1 闪罐大椎，清脑宁神

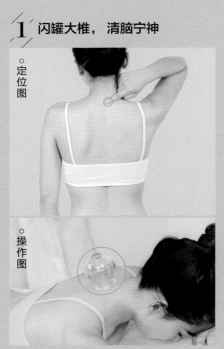

○定位图

○操作图

定位： 位于后正中线上，第七颈椎棘突下凹陷处。

操作： 将火罐扣在大椎穴上，闪罐30次，拔上后立即取下，一拔一取，如此反复吸拔。

2 留罐血海，健脾化湿

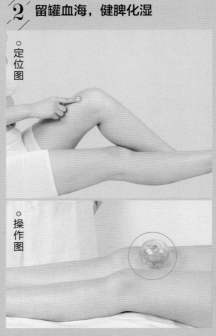

○定位图

○操作图

定位： 位于大腿内侧，髌底内侧端上2寸，股四头肌内侧头的隆起处。

操作： 将火罐扣在血海上，留罐10～15分钟，调节负压吸引力度，以疼痛耐受为度。

强身健体，增强免疫力

人到老年之后，免疫功能开始逐渐衰弱，这时机体就容易出现问题。而疾病和损伤是影响健康和长寿的重要因素。刺激以下穴位可以使气血宣通畅达，有效预防各种疾病，达到强身健体的目的。

扫码看视频

➤ **拔罐处方：** 留罐 大椎 + 留罐 肾俞

拔罐疗法

1 留罐大椎，祛风散寒

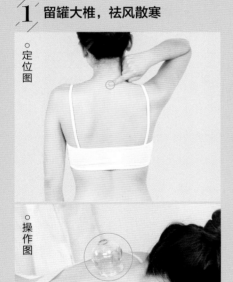

○定位图

○操作图

定位： 位于后正中线上，第七颈椎棘突下凹陷处。

操作： 将火罐扣在大椎穴上，留罐15分钟，以局部皮肤泛红、充血为度。

2 留罐肾俞，培补肾气

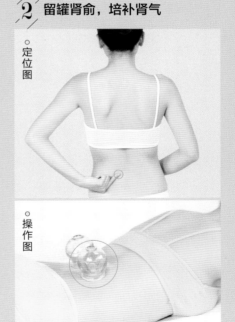

○定位图

○操作图

定位： 位于腰部，第二腰椎棘突下，旁开1.5寸。

操作： 将火罐扣在肾俞穴上，留罐15分钟，以局部皮肤有抽紧感为度。

强筋健骨，保健康

随着年龄增长，到了一定的阶段，人体免疫功能开始衰退，机体脏腑功能失调，会出现种种不适现象。刺激穴位可调和五脏，强筋健骨，增强机体功能，有效预防和治疗各种疾病。

扫码看视频

➤ **拔罐处方：** 留罐 **心俞** + 留罐 **肾俞**

拔罐疗法

1 留罐心俞，理气、宁心、通络

○定位图

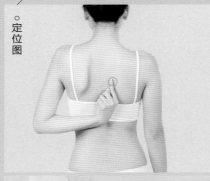

○操作图

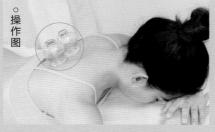

定位： 位于背部，第五胸椎棘突下，旁开1.5寸。

操作： 将火罐扣在心俞穴上，留罐15分钟，以局部皮肤泛红、充血为度。

2 留罐肾俞，培补肾气

○定位图

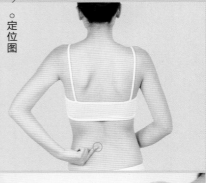

○操作图

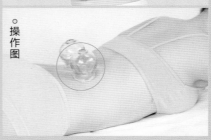

定位： 位于腰部，第二腰椎棘突下，旁开1.5寸。

操作： 将火罐扣在肾俞上，留罐15分钟，以局部皮肤有抽紧感为度。

延年益寿，利气血

　　寿命长短与多种因素有关，良好的行为和生活方式对人寿命的影响远大于基因、遗传。中医学认为刺激人体某些穴位可舒筋活络，利于气血的运行，促进人体的新陈代谢，增强脏腑功能，延年益寿。

扫码看视频

➤ **拔罐处方：** 留罐 内关 ＋留罐 肾俞

拔罐疗法

1 留罐内关，行气通阳

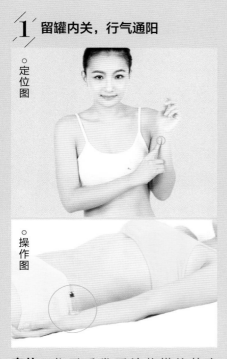

○定位图

○操作图

定位： 位于手掌面关节横纹的中央，往上约三指宽的中央凹陷处。

操作： 将气罐吸附在内关穴上，留罐15分钟，以局部皮肤泛红、充血为度。

2 留罐肾俞，培补肾气

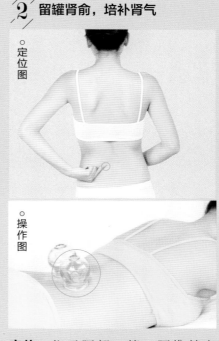

○定位图

○操作图

定位： 位于腰部，第二腰椎棘突下，旁开1.5寸。

操作： 将火罐扣在肾俞穴上，留罐15分钟，以局部皮肤有抽紧感为度。

阳虚体质：养护阳气，温中止泻

阳虚患者体内没有火力，水谷转化不彻底，会经常拉肚子，最严重的是吃进去的食物不经消化就直接排出来。阳虚体质还常见头发稀疏、黑眼圈、口唇发暗、舌体胖大娇嫩、脉象沉细等症状。

扫码看视频

👉 **拔罐处方：** 留罐 大椎 + 留罐 肾俞

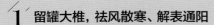

拔罐疗法

1 留罐大椎，祛风散寒、解表通阳

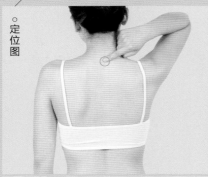

○定位图

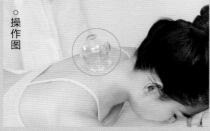

○操作图

定位： 位于后正中线上，第七颈椎棘突下凹陷处。

操作： 将火罐扣在大椎穴上，留罐15分钟，以局部皮肤潮红为度。

2 留罐肾俞，培补肾气

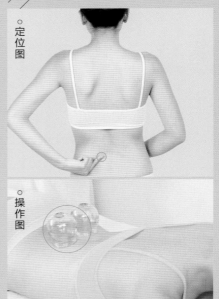

○定位图

○操作图

定位： 位于腰部，第二腰椎棘突下，旁开1.5寸。

操作： 将火罐扣在肾俞穴上，留罐15分钟，以局部皮肤有抽紧感为度。

阴虚体质：滋阴降火，润燥生津

阴虚体质的实质是身体内阴液不足。阴虚内热反映为胃火旺，能吃能喝，却不会胖，虽然看起来瘦瘦的，但是形体往往紧凑精悍而肌肉松弛。阴虚的人还会手、脚、胸中发热，但体温正常。

扫码看视频

➤ **拔罐处方：** 留罐 足三里 ＋留罐 三阴交

拔罐疗法

1 留罐足三里，健脾益气促运化

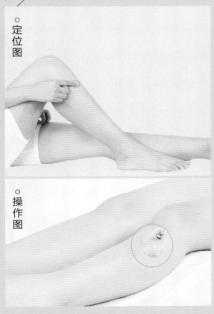

○定位图

○操作图

定位： 位于小腿前外侧，犊鼻穴下3寸，距胫骨前缘一横指。
操作： 将气罐吸附在足三里穴上，留罐10分钟，调节负压吸引力度，以疼痛耐受为度。

2 留罐三阴交，滋补肝肾

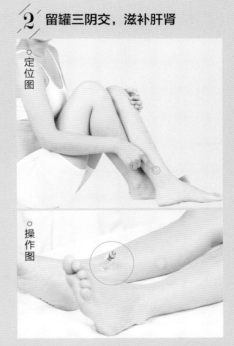

○定位图

○操作图

定位： 位于小腿内侧，足内踝尖上3寸，胫骨内侧缘后方。
操作： 将气罐吸附在三阴交穴上，留罐10分钟，调节负压吸引力度，以疼痛耐受为度。

气虚体质：益气补虚，强健脾胃

气虚体质的人环境适应能力差，遇到季节转换就易感冒。主要表现为胃口不好，饭量小，常腹胀，大便困难；也有胃强脾弱，食欲好消化难症状；还有脾虚难化，饭后腹胀，疲乏无力。

扫码看视频

☞ **拔罐处方：** 留罐 脾俞 ＋留罐 胃俞

拔罐疗法

1 留罐脾俞，益气健脾

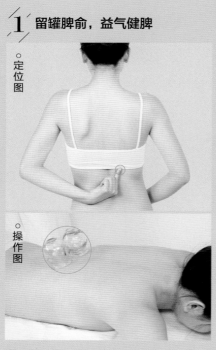

○定位图

○操作图

定位： 位于背部，第十一胸椎棘突下，旁开1.5寸。

操作： 将火罐扣在脾俞穴上，留罐10分钟，调节负压吸引力度，以疼痛耐受为度。

2 留罐胃俞，和胃健脾

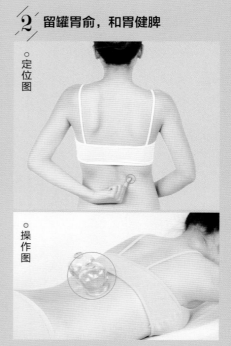

○定位图

○操作图

定位： 位于背部，第十二胸椎棘突下，旁开1.5寸。

操作： 将火罐扣在胃俞穴上，留罐15分钟，以局部皮肤泛红、充血为宜。

湿热体质：清热利湿，调肝温肾

　　湿热多表现为肢体沉重，发热多在午后，出汗仍没有减轻。湿热深入脏腑，特别是脾胃的湿热，可见脘闷腹满，恶心厌食，舌质偏红，苔黄腻。湿热体质者性情急躁、易发怒，不能忍受湿热环境。

扫码看视频

➤ **拔罐处方：** 走罐 胆俞 + 留罐 脾俞

拔罐疗法

1 走罐胆俞，清利肝胆湿热

○定位图
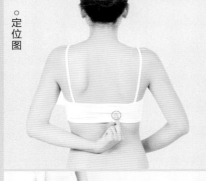

○操作图
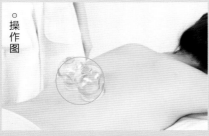

定位： 位于背部，第十胸椎棘突下，旁开1.5寸。

操作： 将火罐扣在胆俞穴上，沿膀胱经来回走罐5分钟，以局部皮肤潮红为度。

2 留罐脾俞，利湿升清、健脾和胃

○定位图
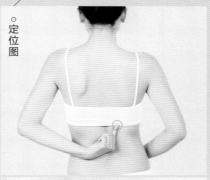

○操作图
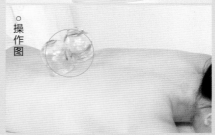

定位： 位于背部，第十一胸椎棘突下，旁开1.5寸。

操作： 将火罐扣在脾俞穴上，留罐15分钟，以局部皮肤泛红、充血为宜。

气郁体质：疏肝解郁，宽中理气

中医认为，气郁多因忧郁烦闷、心情不畅所致。气郁体质者平素性情急躁易怒，或郁郁寡欢，一旦生病则胸胁胀痛，胃脘胀痛，泛吐酸水，呃逆嗳气，体内之气逆行，头晕目眩。

扫码看视频

☛ **拔罐处方：** 留罐 身柱 ＋ 留罐 膻中

拔罐疗法

1 留罐身柱，行气通阳

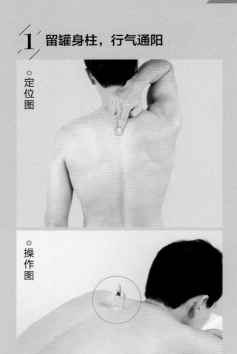

○定位图

○操作图

定位： 位于背部，后正中线上，第三胸椎棘突下凹陷处。

操作： 将气罐吸附在身柱穴上，留罐15分钟，以局部皮肤泛红、充血为度。

2 留罐膻中，宽中理气

○定位图

○操作图

定位： 位于胸部，前正中线上，平第四肋间，两乳头连线的中点。

操作： 将气罐吸附在膻中穴上，留罐10分钟，以局部皮肤有抽紧感为度。

痰湿体质：健脾祛湿，益气化痰

痰湿体质的人易发胖，不喜欢喝水，舌体胖大，舌苔偏厚，常见症状还有经迟、经少、闭经，形体动作、情绪反应、说话速度显得缓慢迟钝，经常头昏脑涨、头重、嗜睡，身体沉重，惰性较大。

扫码看视频

➤ **拔罐处方：** 留罐 尺泽 ＋留罐 丰隆

拔罐疗法

1 留罐尺泽，疏通肢体经络

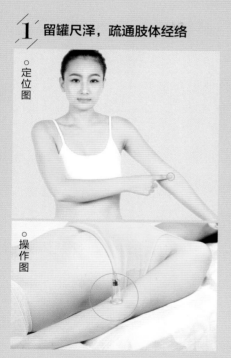

○定位图

○操作图

定位： 位于肘横纹中，肱二头肌腱桡侧凹陷处。

操作： 将气罐吸附在尺泽穴上，留罐10分钟，调节负压吸引力度，以疼痛耐受为度。

2 留罐丰隆，祛湿化痰、醒脑安神

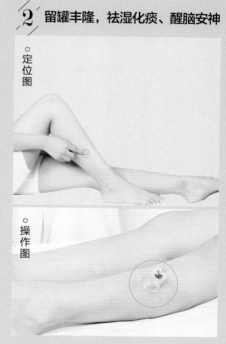

○定位图

○操作图

定位： 位于外踝尖上8寸，距胫骨前缘二横指。

操作： 将气罐吸附在丰隆穴上，留罐10分钟，调节负压吸引力度，以疼痛耐受为度。

血瘀体质：活血化瘀，疏经通络

血瘀体质的人，全身性的血液流畅不通，多见形体消瘦、皮肤干燥，主要表现为表情抑郁、呆板，面部肌肉不灵活，容易健忘、记忆力下降，且因肝气不舒展，还常心烦易怒。

扫码看视频

➤ **拔罐处方：** 留罐 关元 ＋留罐 肝俞

拔罐疗法

1 留罐关元，温补元气、理气血

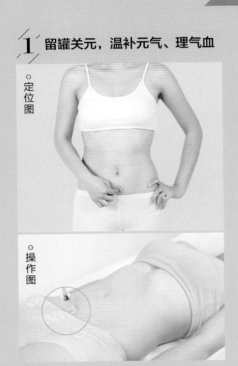

○定位图

○操作图

定位： 位于下腹部，前正中线上，脐中下3寸。

操作： 将气罐吸附在关元穴上，留罐10分钟，调节负压吸引力度，以疼痛耐受为度。

2 留罐肝俞，疏肝、理气、活血

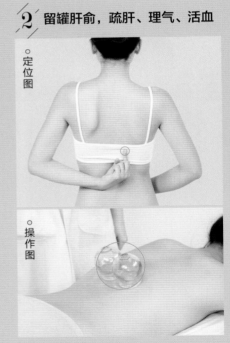

○定位图

○操作图

定位： 位于背部，第九胸椎棘突下，旁开1.5寸。

操作： 将火罐扣在肝俞穴上，留罐15分钟，以局部皮肤潮红为度。

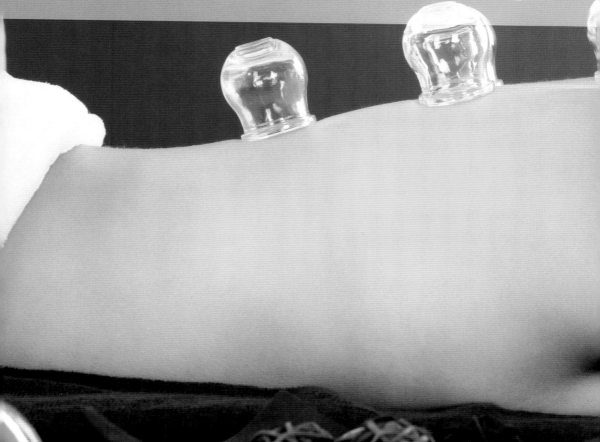

3
CHAPTER

调理身心消疲惫，拔除亚健康

烦琐的工作、不良的生活习惯、不均衡的营养、不当的运动及心理失衡的心理等都会使身体处于一种亚健康状态。心理上表现为情绪低落、不稳定，精神萎靡不振；生理上身体过度疲劳，甚至出现疾病症状。拔罐疗法可以调气养血、舒缓神经，帮您摆脱亚健康状态。

头痛，拔罐通经宁神

头痛是临床常见病症。痛感有轻有重，疼痛时间有长有短。常见症状有胀痛、闷痛、撕裂样痛、针刺样痛，部分伴有血管搏动感及头部紧箍感，以及发热、恶心、呕吐、头晕、纳呆、肢体困重等症状。

扫码看视频

拔罐处方一： 留罐 太阳 + 留罐 大椎 + 留罐 风门 + 留罐 中脘

拔罐疗法

1 留罐太阳，改善大脑气血运行

○定位图

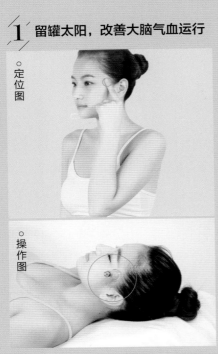

○操作图

定位： 位于颞部，眉梢与目外眦之间，向后约一横指的凹陷处。
操作： 先用指腹按揉太阳穴2~3分钟，再将气罐吸附在太阳穴上，留罐5分钟。

2 留罐大椎，祛风散寒、清脑宁神

○定位图

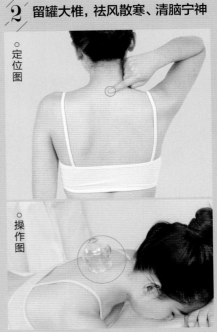

○操作图

定位： 位于后正中线上，第七颈椎棘突下凹陷处。
操作： 将火罐扣在大椎穴上，留罐15分钟，以局部皮肤泛红、充血为度。

❧ 膳食调理经验方 ❧

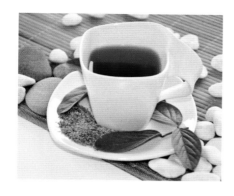

川芎红花茶——活血止痛

材料： 川芎、红花各8克。

制作方法：

①烧开清水，倒入材料，大火煮5分钟后关火闷5分钟。

②揭盖，盛出煮好的茶。

---

3 留罐风门，宣通肺气、调理气机

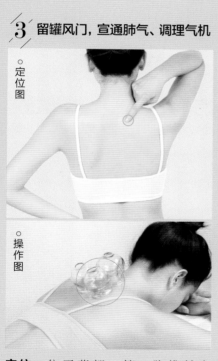

○定位图

○操作图

定位： 位于背部，第二胸椎棘突下，旁开1.5寸。

操作： 将火罐扣在风门上，留罐15分钟，以局部皮肤潮红为度。

4 留罐中脘，通腑降气

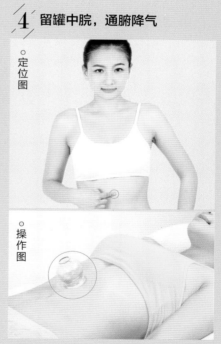

○定位图

○操作图

定位： 位于上腹部，前正中线上，脐中上4寸。

操作： 将火罐吸附在中脘穴上，留罐10分钟，以局部皮肤泛红、充血为度。

注意事项

①生活调理：应注意避风寒、保暖，防止诱病。

②饮食调理：饮食清淡，宜食有助于疏风散邪的食物，如葱、姜、豆豉、菊花等。风热头痛者宜多食绿豆、白菜、芹菜。

拔罐处方二： 留罐 印堂 +留罐 合谷 +留罐 膈俞 +留罐 太溪

拔罐疗法

1 留罐印堂，调理头面部气机

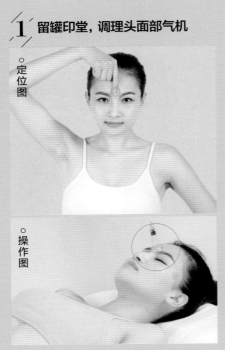

○定位图

○操作图

定位： 位于前额部，两眉头间连线与前正中线的交点处。

操作： 将气罐吸附在印堂穴上，留罐5分钟。

2 留罐合谷，镇静止痛、安养心神

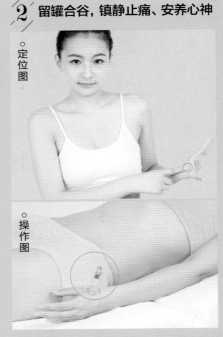

○定位图

○操作图

定位： 位于手背，第一、第二掌骨间，第二掌骨桡侧的中点处。

操作： 将气罐吸附在合谷穴上，留罐10分钟，调节负压吸引力度，以疼痛耐受为度。

❧ 随证加穴拔罐 ❧

❶ 肝阳头痛，心烦易怒——太冲

穴位原理： 太冲穴有平肝泄热、清头目、理下焦的作用，犯肝阳头痛者多因为风邪内积难以疏泄，故拔罐太冲穴能缓解此症状。

❷ 瘀血头痛，痛有定处——血海

穴位原理： 血海穴有调血、祛风、健脾化湿的功效，血海穴是调血统血的要穴，拔罐此穴能有效缓解因瘀血造成的头痛。

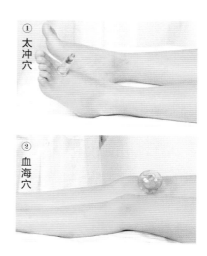

① 太冲穴

② 血海穴

3　留罐膈俞，养血和营、行气通络

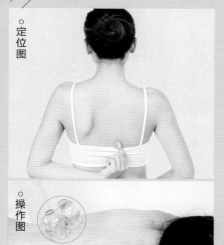

○定位图

○操作图

定位： 位于背部，第七胸椎棘突下，旁开1.5寸。

操作： 将火罐扣在膈俞穴上，留罐15分钟，以局部皮肤潮红为度。

4　留罐太溪，滋阴益肾

○定位图

○操作图

定位： 位于足内侧，内踝后方，内踝尖与跟腱之间的凹陷处。

操作： 用拔罐器将气罐吸附在太溪穴上，留罐10分钟，以局部皮肤潮红、温热为宜。

贫血，拔除心悸气短

贫血是指人体外周血红细胞容量减少，低于正常范围下限的一种常见的临床症状。主要症状为头昏、耳鸣、失眠、记忆力减退、注意力不集中等，是贫血导致神经组织损害的常见症状。

扫码看视频

➤ **拔罐处方一：** 留罐 关元 +闪罐 命门 +闪罐 肾俞 +留罐 足三里

拔罐疗法

1 留罐关元，培肾固本、补气回阳

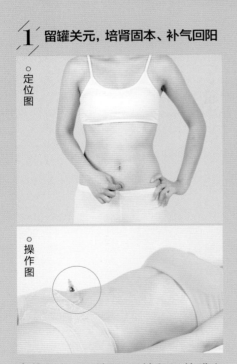

○ 定位图

○ 操作图

定位： 位于颞部，眉梢与目外眦之间，向后约一横指的凹陷处。
操作： 将气罐吸附在关元穴上，留罐10分钟，调节负压吸引力度，以疼痛耐受为度。

2 闪罐命门，温和肾阳、健腰益肾

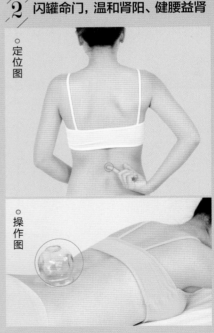

○ 定位图

○ 操作图

定位： 位于腰部，后正中线上，第二腰椎棘突下凹陷处。
操作： 将火罐扣在命门穴上，拔上后立即取下，一拔一取，如此反复吸拔，闪罐30次。

膳食调理经验方

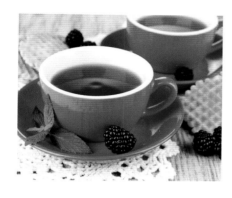

桂圆红枣补血汤——气血双补

材料： 红枣3枚，桂圆10克。

制作方法：

①烧开清水，倒入材料，大火煮5分钟后关火闷15分钟。

②揭盖，盛出煮好的汤。

---

3 闪罐肾俞，滋阴补肾

○定位图

○操作图

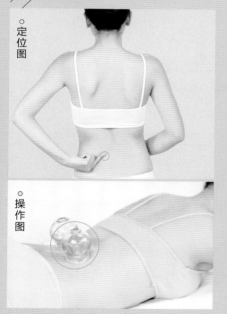

定位： 位于腰部，第二腰椎棘突下，旁开1.5寸。

操作： 将火罐扣在肾俞穴上，拔上后立即取下，一拔一取，如此反复吸拔，闪罐20次。

4 留罐足三里，益气健脾、活血

○定位图

○操作图

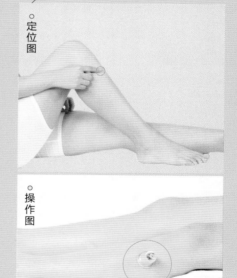

定位： 位于小腿前外侧，髌骨底下3寸，距胫骨前缘一横指。

操作： 将气罐吸附在足三里穴上，留罐10分钟，调节负压吸引力度，以疼痛耐受为度。

❣ 注意事项 ❣

①切忌滥用补血药：必须严格掌握各种药物的适应证。如维生素B$_{12}$及叶酸适用于治疗巨幼细胞性贫血，铁剂仅用于缺铁性贫血。

②饮食调摄：饮食营养要合理，食物必须多样化，不应偏食，否则会因某种营养素的缺乏而引起贫血。

➡ **拔罐处方二：** 留罐 天枢 ＋留罐 血海 ＋留罐 膈俞 ＋走罐 三焦俞

拔罐疗法

1 留罐天枢，促进胃经气血循环

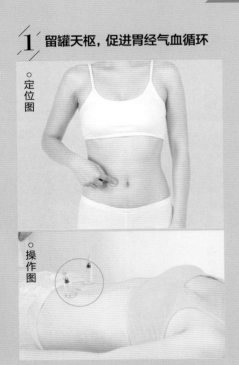

○定位图

○操作图

定位： 位于腹中部，距脐中2寸。
操作： 将气罐吸附在天枢穴上，留罐10分钟，注意吸附力度不要太大。

2 留罐血海，化血为气、运化脾血

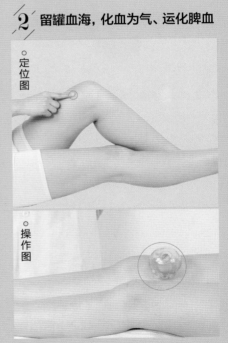

○定位图

○操作图

定位： 位于大腿内侧，髌底内侧端上2寸，股四头肌内侧头的隆起处。
操作： 将火罐扣在血海穴上，留罐15分钟，调节负压吸引力度，以疼痛耐受为度。

❁ 随证加穴拔罐 ❁

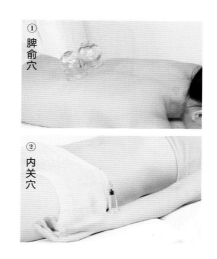

① 脾俞穴

② 内关穴

❶ 饮食欠佳——脾俞

穴位原理： 脾俞穴有健脾和胃、利湿升清的功效，贫血患者因为气血不足，食后消化缓慢，造成胃口差，故拔罐脾俞穴能有效缓解饮食欠佳症状。

❷ 心悸——内关

穴位原理： 内关穴有宁心安神、和胃理气的作用，贫血患者一般心血不足，容易出现心悸状况，拔罐内关穴能有效改善心悸。

3 留罐膈俞，养血和营、行气通络

○ 定位图

○ 操作图

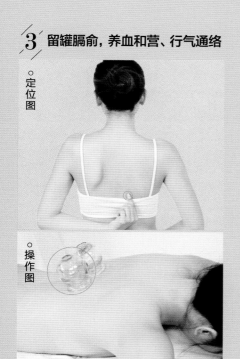

定位： 位于背部，第七胸椎棘突下，旁开1.5寸。

操作： 将火罐扣在膈俞穴上，留罐15分钟，以局部皮肤泛红、充血为度。

4 走罐三焦俞，通调三焦益气血

定位图

○ 操作图

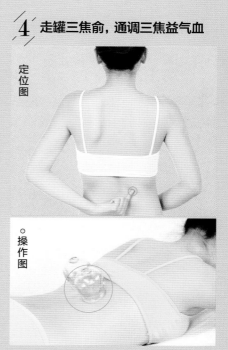

定位： 位于腰部，第一腰椎棘突下，旁开1.5寸。

操作： 将火罐扣在三焦俞穴上，沿膀胱经来回走罐10分钟，以局部皮肤泛红、充血为度。

失眠，拔除心神不宁

入睡困难、易惊醒或醒后睡不着就是失眠，睡眠不足会打乱人体生物钟，引起人的疲劳感及全身不适，使人无精打采、反应迟缓、头痛、记忆力减退。中医学认为失眠是心神不宁导致的。

扫码看视频

➤ **拔罐处方：** 留罐 足三里 + 留罐 三阴交

拔罐疗法

1 留罐足三里，调理气血

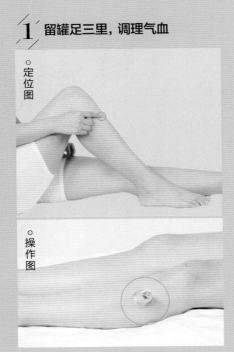

○定位图

○操作图

定位： 位于小腿前外侧，髌骨底下3寸，距胫骨前缘一横指。
操作： 将气罐吸附在足三里穴上，留罐10分钟，调节负压吸引力度，以疼痛耐受为度。

2 留罐三阴交，舒筋活络

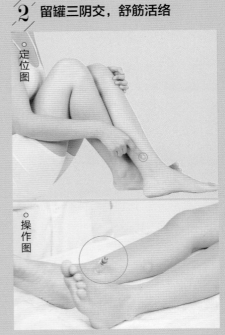

○定位图

○操作图

定位： 位于小腿内侧，胫骨内侧缘后方位于面部，眉梢凹陷处。
操作： 将气罐吸附在三阴交穴上，留罐10分钟，调节负压吸引力度，以疼痛耐受为度。

神经衰弱，通络安神精神佳

扫码看视频

神经衰弱是指人体由于长期情绪紧张或承受精神压力过大，从而导致精神活动能力减弱的功能障碍性病症，其主要特征是易兴奋、脑力易疲劳、记忆力减退等，并伴有躯体各种不适症状。

➤ **拔罐处方：** 走罐 心俞 + 走罐 肝俞 + 留罐 脾俞 + 留罐 肾俞 + 留罐 足三里 + 留罐 涌泉

拔罐疗法

1 走罐心俞，宽胸理气、通络安神

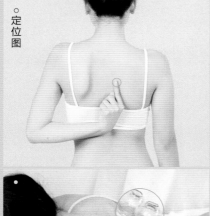

○定位图

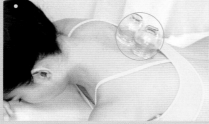

定位： 位于背部，第五胸椎棘突下，旁开1.5寸。
操作： 将火罐扣在心俞穴上，沿膀胱经来回走罐10分钟，以局部皮肤泛红、充血为度。

2 走罐肝俞，疏肝理气、益肝明目

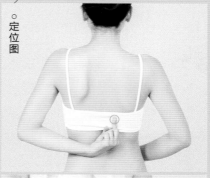

○定位图

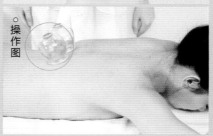

○操作图

定位： 位于背部，第九胸椎棘突下，旁开1.5寸。
操作： 将火罐扣在肝俞穴上，沿膀胱经来回走罐10分钟，以局部皮肤泛红、充血为度。

随证加穴拔罐

❶ 精神恍惚，心神不宁——内关

穴位原理： 内关穴有宁心安神、理气和胃的作用，内关穴主治心血管、神志及消化系统疾患，拔罐内关穴可缓解症状。

❷ 胸胁胀满，脘闷嗳气——期门

穴位原理： 期门穴有健脾疏肝、理气活血的功效，期门穴可治疗肝气郁结、失于疏泄导致胸胁胀满的症状。

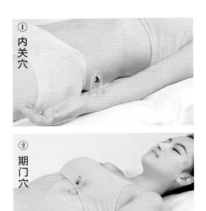

① 内关穴

② 期门穴

---

3 留罐脾俞，滋肾益肺、理气活血

○定位图

○操作图

定位： 位于背部，第十二胸椎棘突下，旁开1.5寸。

操作： 将火罐扣在肾俞穴上，留罐10分钟，调节负压吸引力度，以疼痛耐受为度。

4 留罐肾俞，滋肾益肺、理气活血

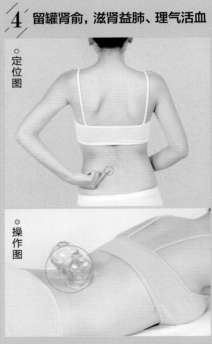

○定位图

○操作图

定位： 位于腰部，第二腰椎棘突下，旁开1.5寸。

操作： 将火罐扣在肾俞穴上，留罐10分钟，调节负压吸引力度，以疼痛耐受为度。

膳食调理经验方

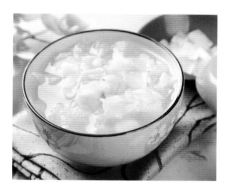

莲子百合汤——补益心神

材料： 水发莲子50克，水发百合40克，水发银耳250克，冰糖适量。

制作方法：

①水发银耳去蒂、撕小朵；烧开水，倒入银耳、水发莲子，煮开后转小火续煮40分钟。

②放入水发百合，续煮20分钟，放入冰糖拌匀即可。

5 留罐足三里，行气活血

○定位图

○操作图

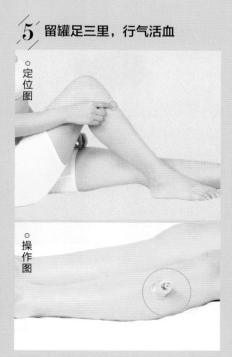

定位： 位于小腿前外侧，髌骨底下3寸，距胫骨前缘一横指。

操作： 将气罐吸附在足三里穴上，留罐10分钟，调节负压吸引力度，以疼痛耐受为度。

6 留罐涌泉，泄热宁神、苏厥开窍

○定位图

○操作图

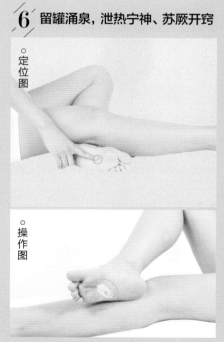

定位： 位于足底部，在足前部凹陷处，第二、第三趾趾缝纹头端与足跟连线的前1/3处。

操作： 将气罐吸附在涌泉穴上，留罐10分钟，以皮肤潮红为度。

空调病，拔除疲乏无力

空调病又称"空调综合征"，指长时间在空调环境下工作、学习的人，因空气不流通、环境不佳，出现鼻塞、头昏、打喷嚏、乏力、记忆力减退等症状，一般表现为疲乏无力、四肢肌肉痛和头痛等。

扫码看视频

拔罐处方一： 闪罐 **大椎** + 留罐 **肩井** + 留罐 **肩髎** + 留罐 **肩贞**

拔罐疗法

1 闪罐大椎，疏风、祛邪、解表

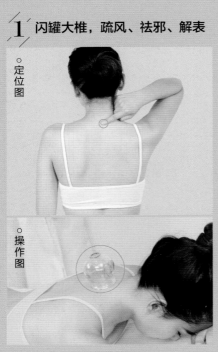

○定位图

○操作图

定位： 位于后正中线上，第七颈椎棘突下凹陷处。

操作： 将火罐扣在大椎穴上，拔上后立即取下，一拔一取，如此反复吸拔，闪罐30次。

2 留罐肩井，舒筋活络、祛风止痛

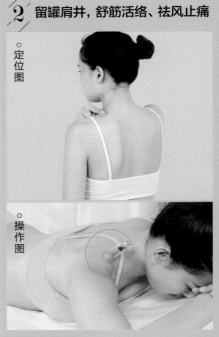

○定位图

○操作图

定位： 位于肩上，前直乳中，大椎穴与肩峰端连线的中点上。

操作： 将气罐吸附在肩井穴上，留罐15分钟，以局部皮肤泛红、充血为度。

❧ 膳食调理经验方 ❧

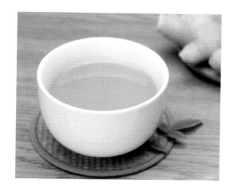

三鲜茶——润肺止咳

材料： 鲜藿香、鲜佩兰各15克，鲜薄荷20克。

制作方法：

①将三味药用清水洗净，放入杯中。

②用开水冲泡代茶饮。

---

3 留罐肩髎，通阳散风、舒筋止痛

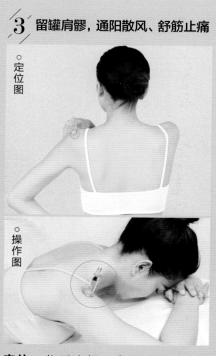

○定位图

○操作图

定位： 位于肩部，肩髃后方，臂外展时，肩峰后下方呈现凹陷处。

操作： 将气罐吸附在肩髎穴上，留罐15分钟，以局部皮肤泛红、充血为度。

4 留罐肩贞，通经活络

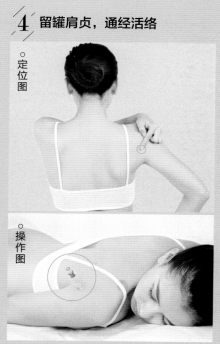

○定位图

○操作图

定位： 位于肩关节后下方，手臂内收时，腋后纹上一中指宽的部位。

操作： 将气罐吸附在肩贞穴上，留罐10分钟，以局部皮肤泛红、充血为度。

◆ 注意事项 ◆

①开窗换气：在空调频繁开放的季节，应该经常开窗换气，最好两小时换气一次。

②预防"空调腿"：避免空调长时间吹，最好穿透气的长裤、丝袜等保护膝关节，做好保暖工作。

► **拔罐处方二：** 留罐 中府 + 留罐 肺俞 + 留罐 身柱 + 留罐 尺泽

拔罐疗法

1 留罐中府，清泻肺热、止咳平喘

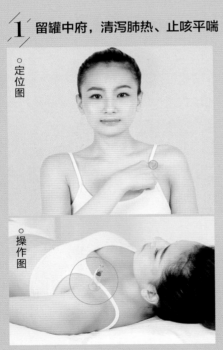

○ 定位图

○ 操作图

定位： 位于胸前壁的外上方，云门穴下1寸，平第一肋间隙，距前正中线6寸。

操作： 将气罐吸附在肺俞穴上，留罐10分钟，以局部充血为度。

2 留罐肺俞，保养肺脏

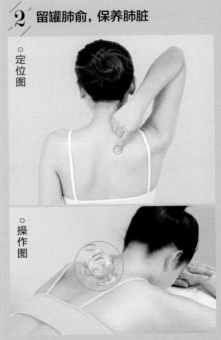

○ 定位图

○ 操作图

定位： 位于背部，第三胸椎棘突下，旁开1.5寸。

操作： 将火罐扣在肺俞穴上，留罐10分钟，以局部充血为度。

❧ 随证加穴拔罐 ❧

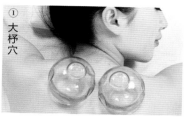

❶ 肩背疼痛——大杼

穴位原理： 大杼穴有祛风解表、疏调筋骨的作用，拔罐大杼穴能有效缓解因吹空调太过而致肩背疼痛的症状。

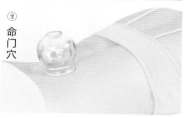

❷ 四肢冰凉——命门

穴位原理： 命门穴有培元补肾、强健腰脊的功效，对于吹空调太过引起的四肢受冷症状可通过加拔罐命门缓解。

/3/ **留罐身柱，清肺散热、清心宁神**

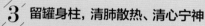

○ 定位图

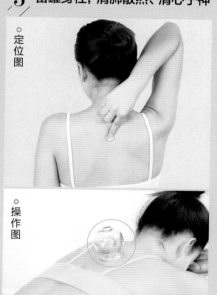

○ 操作图

定位： 位于背部，后正中线上，第三胸椎棘突下凹陷处。

操作： 将火罐扣在身柱穴上，留罐10分钟，以局部皮肤泛红、充血为度。

/4/ **留罐尺泽，清肺热、平咳喘**

○ 定位图

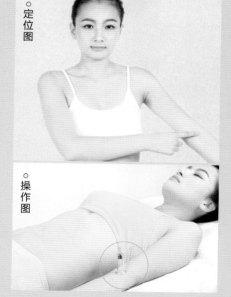

○ 操作图

定位： 位于肘横纹中，肱二头肌腱桡侧凹陷处。

操作： 用拔罐器将气罐吸拔在尺泽穴上，留罐15分钟。

肥胖症，拔除体倦肢怠

肥胖症是由多种因素引起的一种慢性代谢性疾病，是体内脂肪积聚过多而导致的一种病症。中医学认为本病的发生原因是多吃、贪睡、少动，与肺、肝、脾、胃、肾等脏腑的功能失调有关。

扫码看视频

➥ 拔罐处方一： 留罐 **肺俞** + 留罐 **胃俞** + 留罐 **丰隆** + 留罐 **三阴交**

拔罐疗法

1 留罐肺俞，调补肺气呼吸畅

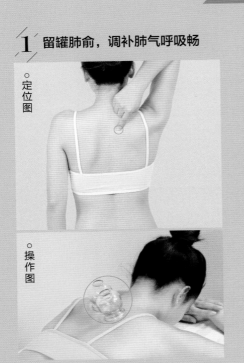

○定位图

○操作图

定位： 位于背部，第三胸椎棘突下，旁开1.5寸。

操作： 将火罐扣在肺俞穴上，留罐15分钟，以局部皮肤有抽紧感为度。

2 留罐胃俞，利水化痰

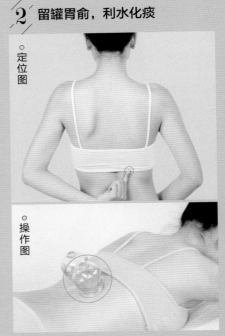

○定位图

○操作图

定位： 位于背部，第十二胸椎棘突下，旁开1.5寸。

操作： 将火罐扣在胃俞穴上，留罐15分钟，以局部皮肤有酸胀感为佳。

❧ 膳食调理经验方 ❧

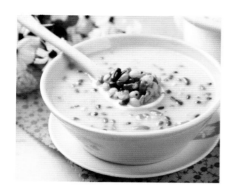

红豆薏米汤——健脾除湿、利水消脂

材料： 红豆200克，薏米100克。

制作方法：

① 将红豆、薏米洗净，用清水泡发5小时。

② 将红豆、薏米洗净，与适量清水放入锅中，用大火煮沸后转小火熬煮1小时，米熟即可。

3 留罐丰隆，清热祛湿

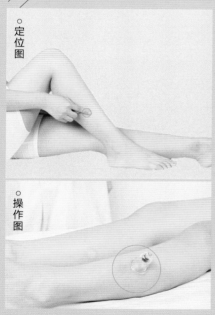

○ 定位图

○ 操作图

定位： 位于外踝尖上8寸，距胫骨前缘二横指。

操作： 将气罐吸附在丰隆穴上，调节负压吸引力度，以疼痛耐受为度。

4 留罐三阴交，利水化痰

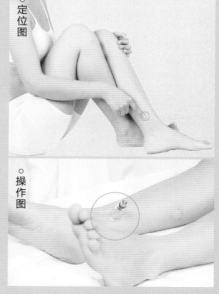

○ 定位图

○ 操作图

定位： 位于小腿内侧，足内踝尖上3寸，胫骨内侧缘后方。

操作： 将气罐吸附扣在三阴交穴上，留罐10分钟，调节负压吸引力度，以疼痛耐受为度。

❧ 注意事项 ❧

①控制进食总量：采用低热量、低脂肪饮食方式，避免摄入高糖类食物，多做体力劳动和体育锻炼。

②饮食多样化：多吃鱼类；少吃牛羊肉和肥猪肉；多吃含钾多的水果，如香蕉、桃、山楂、鲜枣、柑橘、柿子。

➤ **拔罐处方二：** 留罐 天枢 ＋留罐 曲池 ＋留罐 支沟 ＋留罐 阴陵泉

拔罐疗法

1 留罐天枢，通调肠腑

○定位图

○操作图

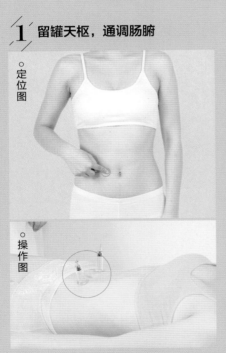

定位： 位于腹中部，距脐中2寸。
操作： 将气罐吸附在天枢穴上，留罐10分钟，注意吸附力度不要太大。

2 留罐曲池，清热和营、降逆活络

○定位图

○操作图

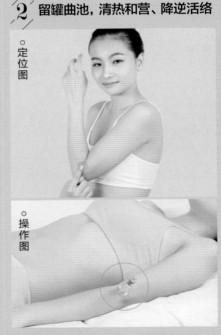

定位： 位于肘横纹外侧端，屈肘时，尺泽穴与肱骨外上髁的连线中点。
操作： 将气罐吸附在曲池穴上，留罐10分钟，调节负压吸引力度，以疼痛耐受为度。

随证加穴拔罐

❶ **消谷善饥，舌红苔黄——上巨虚**

穴位原理： 上巨虚穴有调理肠道、疏络利湿之功，拔罐上巨虚穴能有效缓解因肥胖而致饮食不节制的症状。

❷ **食欲不振，大便溏薄——足三里**

穴位原理： 足三里穴是胃腑下合穴，可健脾和胃、运化水湿，主治脾胃病和水湿为患，对于肥胖引起的食欲下降、大便不利的症状能有效缓解。

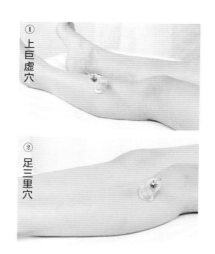

① 上巨虚穴

② 足三里穴

3 留罐支沟，调理大肠经

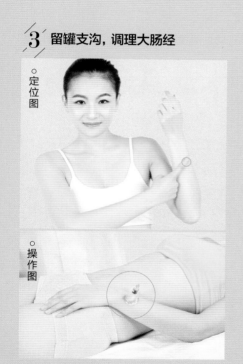

○ 定位图

○ 操作图

定位： 位于前臂背侧，阳池穴与肘尖的连线上，腕背横纹上3寸，尺骨与桡骨之间。

操作： 将气罐吸附在支沟穴上，留罐10分钟，以局部皮肤潮红为度。

4 留罐阴陵泉，健脾渗湿

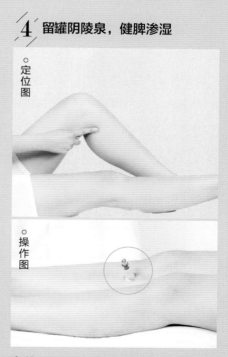

○ 定位图

○ 操作图

定位： 位于小腿内侧，胫骨内侧髁下方与胫骨内侧缘之间的凹陷处。

操作： 将气罐吸附在阴陵泉穴上，留罐15分钟，调节负压吸引力度，以疼痛耐受为度。

疲劳综合征，缓解劳累效果好

疲劳综合征即慢性疲劳综合征，典型表现为短期记忆力减退或注意力不集中、体力或脑力劳动后身体感觉不适等。中医学认为本病主要由劳累过度、情志内伤或反复患病而导致内脏功能失调。

扫码看视频

▶ **拔罐处方：** 留罐 心俞 ＋ 留罐 三阴交

拔罐疗法

1 留罐心俞，调节心脏、益气补血

○定位图

○操作图

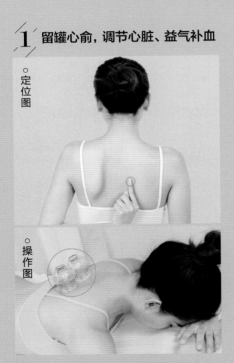

定位： 位于背部，第五胸椎棘突下，旁开1.5寸。

操作： 将火罐扣在心俞穴上，轻轻摇动罐体20～30次，留罐10分钟，以局部皮肤泛红、充血为度。

2 留罐三阴交，健脾利湿、补肝肾

○定位图

○操作图

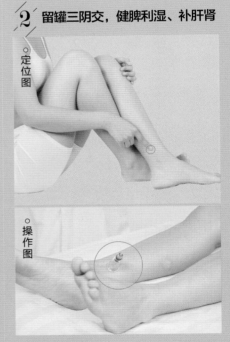

定位： 位于小腿内侧，足内踝尖上3寸，胫骨内侧缘后方。

操作： 将气罐吸附在三阴交穴上，留罐10分钟，以局部皮肤泛红、充血为度。

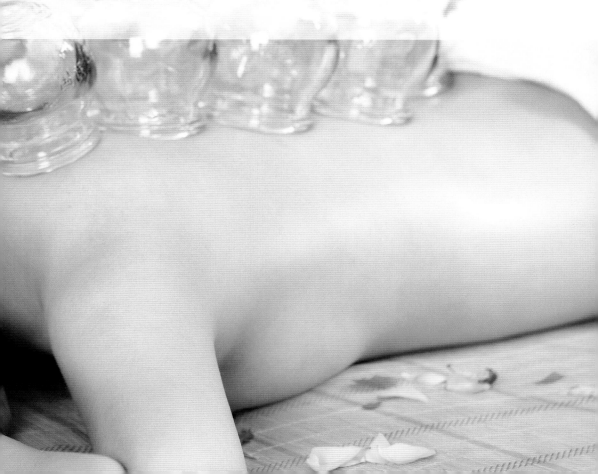

4

CHAPTER

延年益寿保健康，拔走慢性病

　　许多人在备受疾病折磨的情况下，往往不知道该如何调理身体以缓解疾病症状。简单易操作的拔罐疗法就可以起到很好的防病治病辅助作用。了解常见慢性疾病的拔罐治疗方法，能帮助你有效缓解病痛。

心律失常，平衡心跳少头晕

心律失常在中医里属于"心悸"的范畴，发病时，患者自觉心跳快而强，并伴有胸痛、胸闷、喘息、头晕和失眠等症状。冠心病、高血压、高血脂、心肌炎等均可引起心律失常，要积极治疗原发病。

扫码看视频

➡ **拔罐处方：** 走罐 心俞 + 留罐 脾俞 + 留罐 气海 + 留罐 关元 + 留罐 内关 + 留罐 阴陵泉

拔罐疗法

1 走罐心俞，宽胸理气、宁心通络

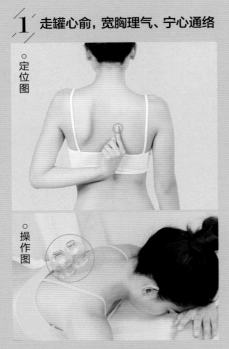

○ 定位图

○ 操作图

定位： 位于背部，第五胸椎棘突下，旁开1.5寸。

操作： 将火罐扣在心俞穴上，沿膀胱经依次来回走罐10分钟，以皮肤潮红为度。

2 留罐脾俞，益气健脾

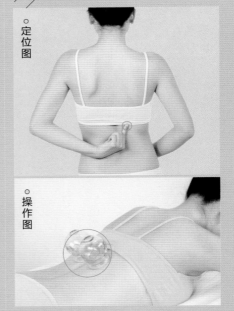

○ 定位图

○ 操作图

定位： 位于背部，第十一胸椎棘突下，旁开1.5寸。

操作： 将火罐扣在脾俞穴上，留罐10分钟，调节负压吸引力度，以疼痛耐受为度。

随证加穴拔罐

❶ 气短神疲，惊悸不安——胆俞

穴位原理： 胆俞穴有疏肝利胆、清热化湿的功效，胆俞清胆火，利湿热，有效缓解心律失常引起的疲乏气短、惊悸难定的症状。

❷ 胸闷气短，形寒肢冷 —— 三焦俞

穴位原理： 三焦俞穴有培元补肾、利水强腰的功效，主治水液代谢导致的疾病；对心律失常引起的胸闷气短、形寒肢冷的症状，拔罐该穴可有效缓解。

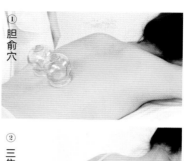

① 胆俞穴

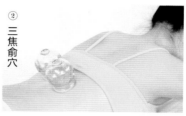

② 三焦俞穴

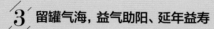

3 留罐气海，益气助阳、延年益寿

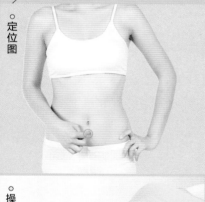

○ 定位图

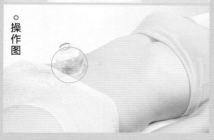

○ 操作图

定位： 位于下腹部，前正中线上，脐中下1.5寸。

操作： 将火罐扣在气海穴上，调节负压吸引力度，以疼痛耐受为度，留罐10分钟。

4 留罐关元，培补元气、理气和血

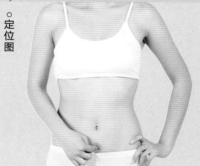

○ 定位图

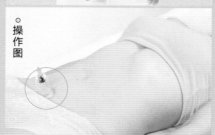

○ 操作图

定位： 位于下腹部，前正中线上，脐中下3寸。

操作： 将气罐吸附在关元穴上，留罐10分钟，调节负压吸引力度，以疼痛耐受为度。

膳食调理经验方

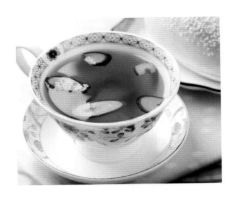

甘草桂枝茶——散寒通痹、温通经脉

材料： 炙甘草10克，桂枝15克。

制作方法：

取一茶杯，放入备好的桂枝和炙甘草，注入适量开水，浸泡约5分钟即可。

---

5 留罐内关，宁心安神、和胃理气

○定位图

○操作图

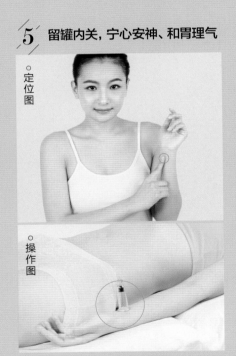

定位： 位于手掌面关节横纹的中央，往上约三指宽的中央凹陷处。

操作： 将气罐吸附在内关穴上，留罐10分钟，调节负压吸引力度，以疼痛耐受为度。

---

6 留罐阴陵泉，健脾渗湿

○定位图

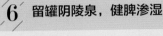

○操作图

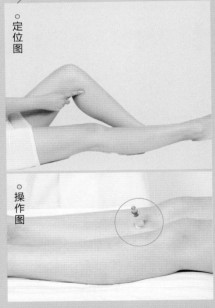

定位： 位于小腿内侧，胫骨内侧髁下方与胫骨内侧缘之间的凹陷处。

操作： 将气罐吸附在阴陵泉穴上，留罐15分钟，调节负压吸引力度，以疼痛耐受为度。

高血压，益肾平肝利气血

　　高血压是指以体循环动脉血压增高为主要特征（收缩压≥140毫米汞柱，舒张压≥90毫米汞柱），可伴有心、脑、肾等器官的功能或器质性损害的临床综合征。中医认为本病多因精神过度紧张、饮酒过度、嗜食肥甘厚味等所致。

扫码看视频

➡ **拔罐处方一：** 留罐 合谷 + 留罐 肺俞

拔罐疗法

① 留罐合谷，清泻火气、平缓降压

○定位图

○操作图

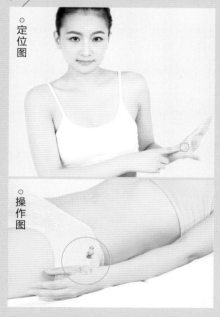

定位： 位于手背，第一、第二掌骨间，第二掌骨桡侧的中点处。

操作： 将气罐吸附在合谷穴上，留罐10分钟，调节负压吸引力度，以疼痛耐受为度。

② 留罐肺俞，调肺和营、补劳清热

○定位图

○操作图

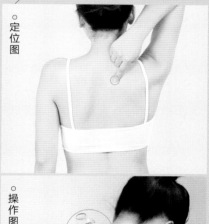

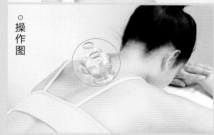

定位： 位于背部，第三胸椎棘突下，旁开1.5寸。

操作： 将火罐扣在肺俞穴上，留罐15分钟，以局部皮肤有少量瘀血为度。

❧ 注意事项 ❧

①不能停止服药：拔罐治疗期间，有服用降压药者不能擅自停服，应咨询医师后调整用药。

②保持良好的生活习惯：清淡饮食，适量规律运动，保持平稳情绪，戒烟、戒酒，低盐饮食。

➤ **拔罐处方二：** 留罐 曲池 ＋留罐 大椎 ＋留罐 内关 ＋留罐 太冲

拔罐疗法

1 留罐曲池，清热和营降血压

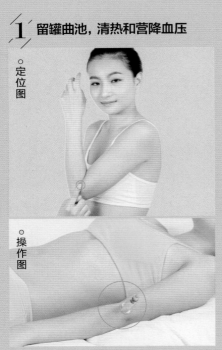

○定位图

○操作图

定位： 位于肘横纹外侧端，屈肘时，尺泽穴与肱骨外上髁的连线中点。

操作： 将气罐吸附在曲池穴上，留罐10分钟，调节负压吸引力度，以疼痛耐受为度。

2 留罐大椎，调理督脉

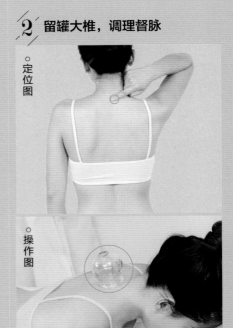

○定位图

○操作图

定位： 位于后正中线上，第七颈椎棘突下凹陷处。

操作： 将火罐扣在大椎穴上，留罐10分钟。

4

膳食调理经验方

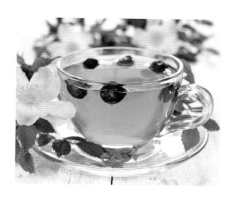

菊普山楂饮——清肝平肝

材料： 菊花10克，普洱10克，山楂8克。

制作方法：

①将菊花、普洱、山楂放入杯中，用沸水冲泡。

②加盖闷5分钟，代茶饮。

3 留罐内关，通调心胸平血压

○定位图

○操作图

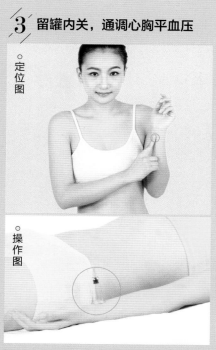

定位： 位于手掌面关节横纹的中央，往上约三指宽的中央凹陷处。

操作： 将气罐吸附在内关穴上，留罐15分钟，以局部皮肤泛红、充血为度。

4 留罐太冲，疏肝养血、清利下焦

○定位图

○操作图

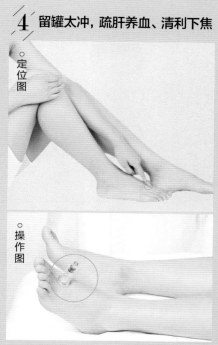

定位： 位于足背侧，足第一、第二跖骨结合部之前凹陷处。

操作： 用拔罐器将气罐吸拔在太冲穴上，留罐15分钟，以局部皮肤有抽紧感为度。

低血压，活血益气升血压

低血压指血压降低引起的症状，部分人群无明显症状，病情轻微者会头晕、疲劳、脸色苍白等，严重者会出现直立性眩晕、心律失常等症状。中医学认为乃气虚所致，涉及心、肺、脾、肾等脏器。

扫码看视频

➤ 拔罐处方： 留罐 膻中 + 留罐 气海

拔罐疗法

1 留罐膻中，活血通络、醒脑提神

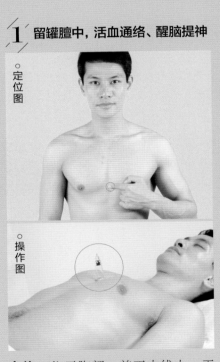

○ 定位图

○ 操作图

定位： 位于胸部，前正中线上，平第四肋间，两乳头连线的中点。

操作： 将气罐吸附在膻中穴上，留罐10分钟，以局部皮肤泛红、充血为度。

2 留罐气海，益气助阳、延年益寿

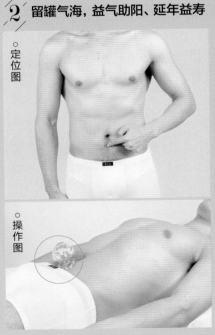

○ 定位图

○ 操作图

定位： 位于下腹部，前正中线上，脐中下1.5寸。

操作： 将火罐扣在气海穴上，留罐10～15分钟，注意吸附力不宜过大，以免产生疼痛感。

高血脂，疏肝利胆降血脂

血脂主要指血清中的胆固醇和甘油三酯。无论是胆固醇含量增高、甘油三酯含量增高或两者皆高，统称为高脂血症。高血脂症可直接引起脑卒中、冠心病等病症，也是导致高血压、糖尿病的危险因素。

扫码看视频

➤ **拔罐处方：** 留罐 大椎 + 留罐 曲池 + 留罐 阳陵泉 + 留罐 足三里 + 留罐 丰隆 + 留罐 太溪

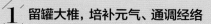
拔罐疗法

1 留罐大椎，培补元气、通调经络

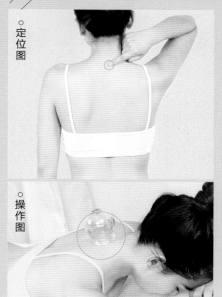
○定位图
○操作图

定位： 位于后正中线上，第七颈椎棘突下凹陷处。
操作： 将火罐扣在大椎穴上，轻轻摇动罐体20～30次，留罐10～15分钟。

2 留罐曲池，清热和营、降逆活络

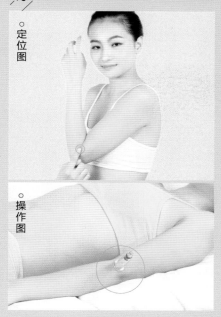
○定位图
○操作图

定位： 位于肘横纹外侧端，屈肘时，尺泽穴与肱骨外上髁的连线中点。
操作： 将气罐吸附在曲池穴上，留罐10分钟，调节负压吸引力度，以疼痛耐受为度。

❧ 随证加穴拔罐 ❧

❶ 体胖肢倦——脾俞

穴位原理： 脾俞穴有健脾和胃、利湿升清的作用，能有效缓解因血脂过高而引起的肢体倦懒。

❷ 胁痛绵绵，头晕目眩—— 三阴交

穴位原理： 三阴交穴有健脾理血、益肾平肝的功效，为肝、脾、肾三条阴经的交会穴，能有效缓解高脂血症引起血气不畅的头晕目眩。

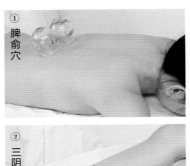
① 脾俞穴

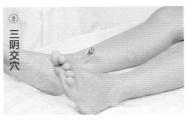
② 三阴交穴

---

3 留罐阳陵泉，疏肝解郁调肝肾

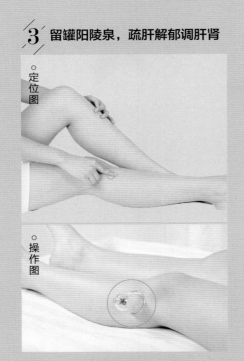
○ 定位图

○ 操作图

定位： 位于小腿外侧，腓骨小头前下方凹陷处。

操作： 用拔罐器将气罐吸拔在阳陵泉穴上，留罐10～15分钟，调节负压吸引力度，以疼痛耐受为度。

4 留罐足三里，理气健脾

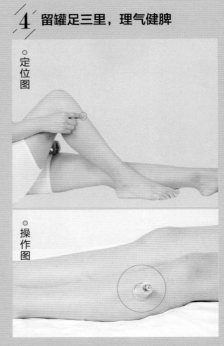
○ 定位图

○ 操作图

定位： 位于小腿前外侧，犊鼻穴下3寸，距胫骨前缘一横指。

操作： 将气罐吸附在足三里穴上，留罐10分钟，以局部皮肤潮红、温热为宜。

❧ 膳食调理经验方 ❧

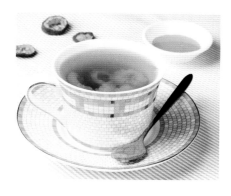

山楂决明菊花茶——疏肝降脂

材料： 菊花、干山楂各25克，熟决明子30克。

制作方法：

①菊花、山楂、决明子用清水略洗。

②烧开清水，倒入材料，大火煮5分钟后关火焖5分钟即可。

---

5 留罐丰隆，利水化痰

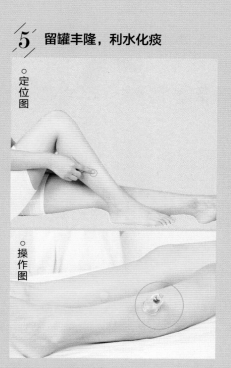

○定位图

○操作图

定位： 位于外踝尖上8寸，距胫骨前缘二横指。

操作： 将气罐吸附在丰隆穴上，留罐10分钟，以局部充血、温热为宜。

6 留罐太溪，滋阴益肾、壮阳强腰

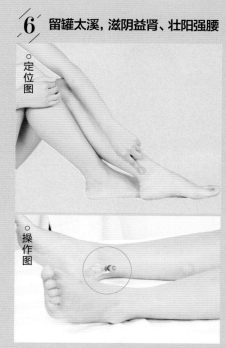

○定位图

○操作图

定位： 位于足内侧，内踝后方，内踝尖与跟腱之间的凹陷处。

操作： 用拔罐器将气罐吸附在太溪穴上，留罐10分钟，以局部皮肤潮红、温热为宜。

中风后遗症，通经活络益气血

中风是以突然口眼㖞斜、言语含糊不利、肢体出现运动障碍、半身不遂、不省人事为特征的一类疾病。临床实践证明中医经络穴位疗法对中风后遗症患者有很好的疗效，可有效地改善口眼㖞斜、偏瘫等症状。

扫码看视频

➥ **拔罐处方：** 留罐 尺泽 + 留罐 曲池 + 留罐 内关 + 留罐 丰隆 + 留罐 三阴交 + 留罐 委中

拔罐疗法

1 留罐尺泽，疏通肢体经络

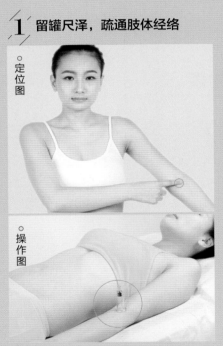

○定位图

○操作图

定位： 位于肘横纹中，肱二头肌腱桡侧凹陷处。

操作： 将气罐吸附在尺泽穴上，留罐15分钟，以局部皮肤泛红、充血为度。

2 留罐曲池，降逆活络

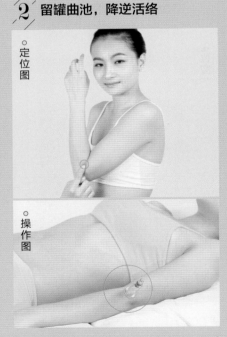

○定位图

○操作图

定位： 位于肘横纹外侧端，屈肘时，尺泽穴与肱骨外上髁连线中点。

操作： 将气罐吸附在曲池穴上，留罐15分钟，以局部皮肤有少量瘀血为度。

🎋 随证加穴拔罐 🎋

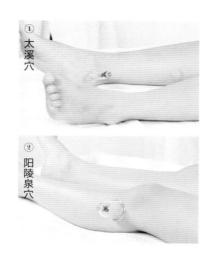

① 太溪穴

② 阳陵泉穴

❶ 头痛易怒，便秘尿黄——太溪

穴位原理： 太溪穴有益肾、清热、安神、健腰的功效，对于中风后引起的头痛易怒、便秘尿黄症状，加拔罐太溪穴可有效缓解。

❷ 下肢不遂——阳陵泉

穴位原理： 阳陵泉穴有疏肝利胆、舒筋活络的作用，对于中风后下肢不遂的症状，加拔罐阳陵泉穴有舒筋活络、利气血运行的功效。

3 留罐内关，宁心安神、和胃止痛

○ 定位图

○ 操作图

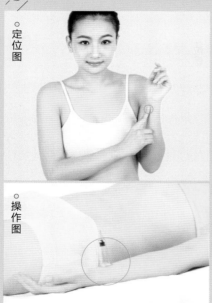

定位： 位于手掌面关节横纹的中央，往上约三指宽的中央凹陷处。

操作： 将气罐吸附在内关穴上，留罐10分钟，调节负压吸引力度，以疼痛耐受为度。

4 留罐丰隆，健脾化痰、和胃降逆

○ 定位图

○ 操作图

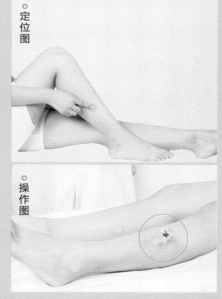

定位： 位于小腿前外侧，外踝尖上8寸，距胫骨前缘二横指。

操作： 将气罐吸附在丰隆穴上，留罐15分钟，以局部皮肤泛红、充血为度。

❧ 膳食调理经验方 ❧

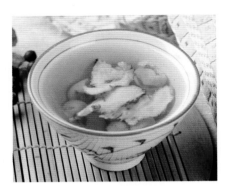

当归桂圆茶——活血养血、益气健脾

材料： 当归8克，桂圆肉25克。

制作方法：

①烧开清水，放入当归、桂圆肉拌匀，小火煮约20分钟至药材析出有效成分。

②揭盖，盛出煮好的药茶，装入碗中即可。

---

5 留罐三阴交，滋补肝肾

○定位图

○操作图

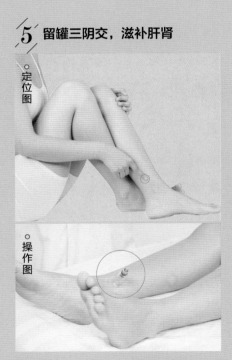

定位： 位于小腿内侧，足内踝尖上3寸，胫骨内侧缘后方。

操作： 将气罐吸附在三阴交穴上，留罐10分钟，注意吸附力宜稍大，以免气罐中途脱落。

6 留罐委中，疏通肢体经络

○定位图

○操作图

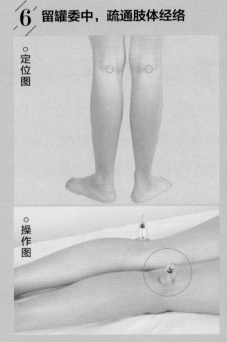

定位： 位于腘横纹中点，股二头肌腱与半腱肌肌腱的中间。

操作： 将火罐扣在委中穴上，留罐10～15分钟，注意吸附力不宜过大，以免产生疼痛感。

冠心病，畅通心脉不气滞

冠心病是由冠状动脉发生粥样硬化而导致心肌缺血的疾病，是中老年人心血管疾病中的常见病。主要症状有胸骨后疼痛，呈压榨样、烧灼样疼痛。中医学认为本病主要因气滞血瘀所致，与心、肝、脾、肾诸脏器功能失调有关。

扫码看视频

▶ **拔罐处方：** 留罐 **心俞** ＋留罐 **厥阴俞**

拔罐疗法

1 留罐心俞，宽胸理气、宁心通络

○定位图

○操作图

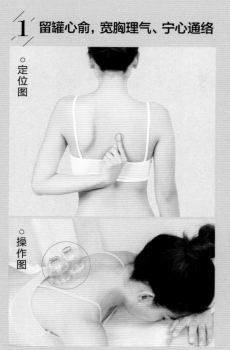

定位： 位于背部，第五胸椎棘突下，旁开1.5寸。

操作： 将火罐扣在心俞穴上，留罐10分钟，调节负压吸引力度，以疼痛耐受为度。

2 留罐厥阴俞，宽胸理气止痛

○定位图

○操作图

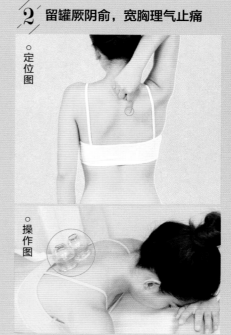

定位： 位于背部，第四胸椎棘突下，旁开1.5寸。

操作： 将火罐扣在厥阴俞穴上，留罐10分钟，以皮肤潮红、透热为度。

糖尿病，新陈代谢稳血糖

糖尿病是因体内胰岛素不足所导致的一系列临床综合征。糖尿病属中医消渴范畴，多因体质素、忧思郁怒、外感邪毒等多种因素所致。症状多为多饮、多尿、多食和体重下降，以及血糖高、尿液中含有葡萄糖等。

扫码看视频

➡ **拔罐处方：** 留罐 肺俞 + 留罐 脾俞 + 走罐 三焦俞 + 留罐 肾俞 + 留罐 足三里 + 留罐 三阴交

拔罐疗法

1 留罐肺俞，调肺和营、生津止渴

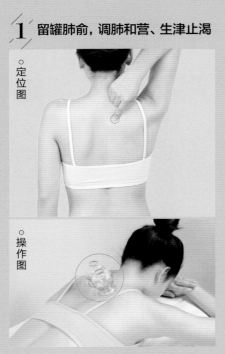

○定位图

○操作图

定位： 位于背部，第三胸椎棘突下，旁开1.5寸。
操作： 将火罐扣在肺俞穴上，留罐10分钟，以皮肤潮红、透热为度。

2 留罐脾俞，健脾和胃、利湿升清

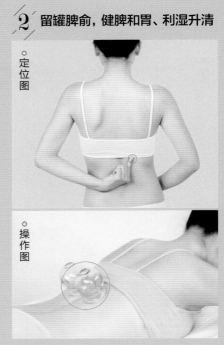

○定位图

○操作图

定位： 位于背部，第十一胸椎棘突下，旁开1.5寸。
操作： 将火罐扣在脾俞穴上，留罐10分钟，调节负压吸引力度，以疼痛耐受为度。

❀ 随证加穴拔罐 ❀

❶ 腰膝酸软，四肢欠温——关元

穴位原理： 关元穴有补气回阳、清热利湿的功效，因位于元气交会之处，可培补元气、通经活络，故能够有效缓解腰肢酸软、四肢冷的症状。

❷ 尿浊尿甜，皮肤瘙痒——复溜

穴位原理： 复溜穴有补肾益阴、温阳利水之效，糖尿病患者血糖高，小便浑浊，体内湿气难疏泻于体表，易造成皮肤瘙痒，故加拔罐此穴有明显功效。

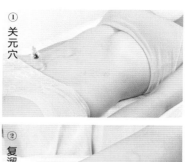

① 关元穴

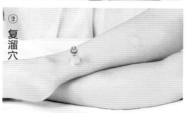

② 复溜穴

---

3 走罐三焦俞，泻火养阴

○ 定位图

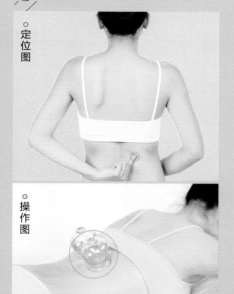

○ 操作图

定位： 位于腰部，第一腰椎棘突下，旁开1.5寸。

操作： 将火罐扣在三焦俞穴上，沿膀胱经依次来回走罐10分钟，以皮肤潮红为度。

4 留罐肾俞，滋阴润燥

○ 定位图

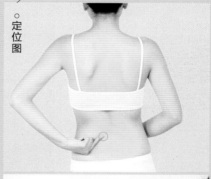

○ 操作图

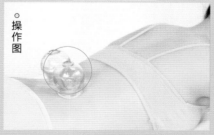

定位： 位于腰部，第二腰椎棘突下，旁开1.5寸。

操作： 将火罐扣在肾俞穴上，留罐15分钟，以被拔罐部位充血发紫，并有少量瘀血被拔出为度。

❖ 膳食调理经验方 ❖

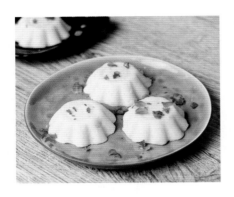

玫瑰山药——补益肺、脾、肾三脏

材料: 去皮山药150克，奶粉、糖各20克，玫瑰花5克。

制作方法:

①去皮山药蒸20分钟至熟取出，装进保鲜袋，倒入糖、奶粉，将山药压成泥状，装盘。

②取模具填满山药泥并压紧实，待定型后取出，反扣放入盘中，撒上玫瑰花即可。

---

5 留罐足三里，调气血、泻胃热

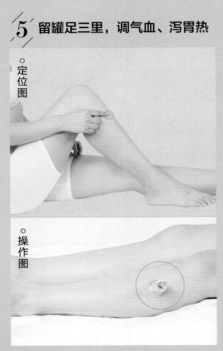

○ 定位图

○ 操作图

定位: 位于小腿前外侧，犊鼻穴下3寸，距胫骨前缘一横指。

操作: 用拔罐器将气罐吸附在足三里穴上，留罐15分钟，以局部皮肤潮红为度。

6 留罐三阴交，泻火养阴

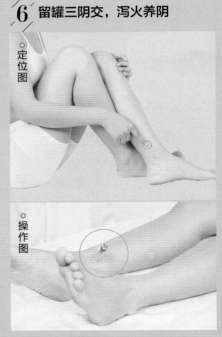

○ 定位图

○ 操作图

定位: 位于小腿内侧，足内踝尖上3寸，胫骨内侧缘后方。

操作: 将气罐吸附在三阴交穴上，留罐10分钟，注意吸附力宜稍大，以免气罐中途脱落。

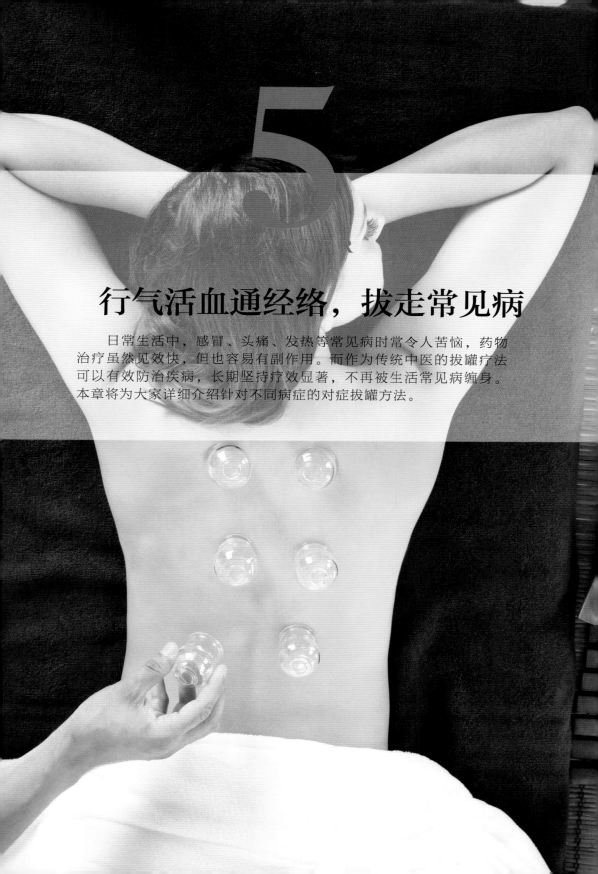

行气活血通经络，拔走常见病

日常生活中，感冒、头痛、发热等常见病时常令人苦恼，药物治疗虽然见效快，但也容易有副作用。而作为传统中医的拔罐疗法可以有效防治疾病，长期坚持疗效显著，不再被生活常见病缠身。本章将为大家详细介绍针对不同病症的对症拔罐方法。

感冒难受，疏风散热

感冒，中医称"伤风"，是一种由多种病毒引起的呼吸道常见病。感冒是感受风邪，邪犯卫表而导致的常见外感疾病，临床表现以鼻塞、流涕、喷嚏、咳嗽、头痛为特征。

扫码看视频

➤ **拔罐处方一：** 留罐 风门 +留罐 身柱 +留罐 肺俞 +留罐 委中

拔罐疗法

1 留罐风门，调理肺气、疏风祛邪

○定位图

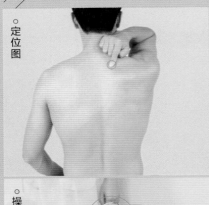

○操作图

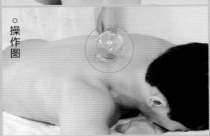

定位： 位于背部，第二胸椎棘突下，旁开1.5寸。

操作： 将火罐扣在风门穴上，留罐10分钟，以皮肤潮红、透热为度。

2 留罐身柱，行气通阳

○定位图

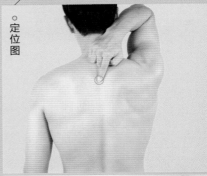

○操作图

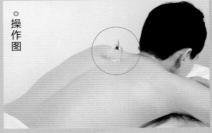

定位： 位于背部，后正中线上，第三胸椎棘突下凹陷处。

操作： 将气罐吸附在身柱穴上，留罐10分钟，调节负压吸引力度，以疼痛耐受为度。

膳食调理经验方

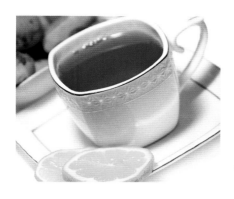

香薷饮——解表祛湿

材料： 香薷10克，厚朴、白扁豆各5克，砂糖少许。

制作方法：

①将香薷、厚朴、白扁豆洗净，与适量清水同放入砂锅中，大火煮开后转小火续煮30分钟。

②倒入杯中，加入砂糖，加盖闷至糖溶解，代茶饮。

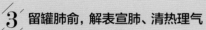

3 留罐肺俞，解表宣肺、清热理气

○定位图

○操作图

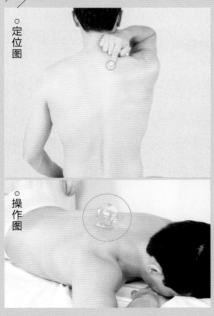

定位： 位于背部，第三胸椎棘突下，旁开1.5寸。

操作： 将火罐扣在肺俞穴上，留罐10分钟，以皮肤潮红、透热为度。

4 留罐委中，清热凉血、泄热清暑

○定位图

○操作图

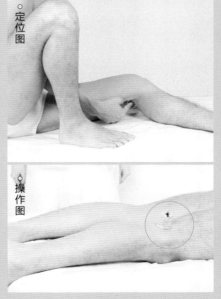

定位： 位于腘横纹中点，股二头肌腱与半腱肌肌腱的中间。

操作： 将气罐吸附在委中穴上，留罐10～15分钟，调节负压吸引力度，以疼痛耐受为度。

083

❧ 注意事项 ❧

①冷水洗脸、热水泡足：每日早、晚养成用冷水洗面和热水泡足的习惯，有助于提高身体抗病能力。

②饮用姜茶：用生姜、红糖适量煮水代茶饮，对防止感冒有很好的效果。

▶ **拔罐处方二：** 留罐 中府 ＋留罐 曲池 ＋留罐 足三里 ＋留罐 三阴交

拔罐疗法

1 留罐中府，疏通肺经

○定位图

○操作图

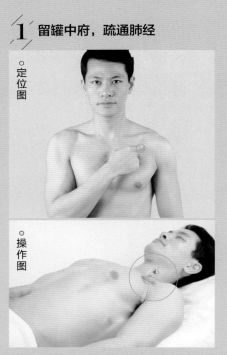

定位： 位于胸前壁的外上方、云门穴下1寸，平第一肋间隙，距前正中线6寸。

操作： 将气罐吸附在中府穴上，留罐10分钟，以局部充血为度。

2 留罐曲池，清肺热、平咳喘

○定位图

○操作图

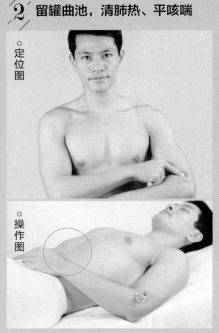

定位： 位于肘横纹外侧端，屈肘时，尺泽穴与肱骨外上髁连线中点。

操作： 用拔罐器将气罐吸附在曲池穴上，留罐15分钟，以局部皮肤泛红、充血为度。

❀ 随证加穴拔罐 ❀

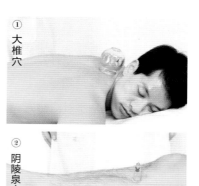

❶ 头痛——大椎

穴位原理：大椎穴有清热解表、补虚宁神的功效，是外感病退热之要穴；对于感冒引起的头痛症状能起到退热、通窍安神的作用。

❷ 头痛如裹，胸闷纳呆——阴陵泉

穴位原理：阴陵泉穴有宣肺泄热、清心宁神的作用，感冒引起的周身酸楚症状，拔罐阴陵泉穴能有效缓解症状。

3 留罐足三里，保健祛病

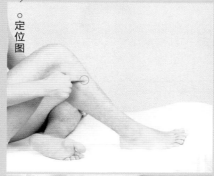

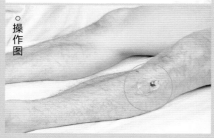

定位：位于小腿前外侧，犊鼻穴下3寸，距胫骨前缘一横指。

操作：将气罐吸附在足三里穴上，留罐10分钟，调节负压吸引力度，以疼痛耐受为度。

4 留罐三阴交，通调肝脾肾

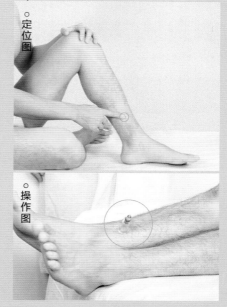

定位：位于小腿内侧，足内踝尖上3寸，胫骨内侧缘后方。

操作：将气罐吸附在三阴交穴上，留罐15分钟，以局部皮肤充血为度。

发热难耐，清热醒脑宁心神

发热是指体温高出正常标准。中医学认为，发热分外感发热和内伤发热。外感发热见于感冒、伤寒、瘟疫等病症。内伤发热有阴虚发热、阳虚发热、血虚发热、气虚发热等。

扫码看视频

➤ 拔罐处方一： 留罐 太阳 ＋留罐 曲池 ＋留罐 外关 ＋留罐 大椎

拔罐疗法

1 留罐太阳，疏风、行气、止痛

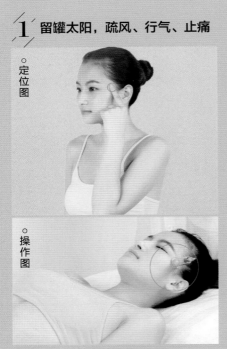

。定位图

。操作图

定位： 位于颞部，眉梢与目外眦之间，向后约一横指的凹陷处。

操作： 将气罐吸附在太阳穴上，留罐15分钟，以局部皮肤潮红为度。

2 留罐曲池，清热和营、降逆活络

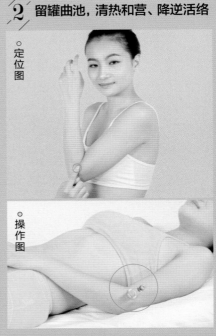

。定位图

。操作图

定位： 位于肘横纹外侧端，屈肘时，尺泽穴与肱骨外上髁连线中点。

操作： 将气罐吸附在曲池穴上，留罐15分钟，以局部皮肤泛红、充血为度。

❧ 膳食调理经验方 ❧

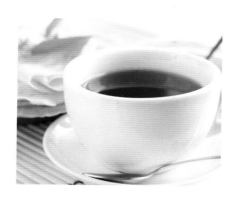

紫苏茶——疏风散热

材料： 紫苏10克。

制作方法：

①将紫苏放入杯中，用沸水冲泡。

②加盖闷5分钟，代茶饮。

3 留罐外关，解表退热

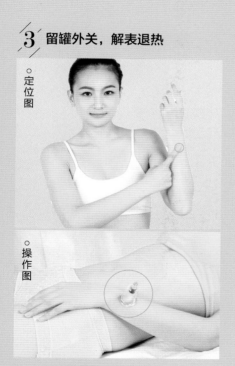

○定位图

○操作图

定位： 位于前臂背侧，阳池穴与肘尖的连线上，腕背横纹上2寸。

操作： 将气罐吸附在外关穴上，留罐15分钟，调节负压吸引力度，以疼痛耐受为度。

4 留罐大椎，祛风散寒、清热解表

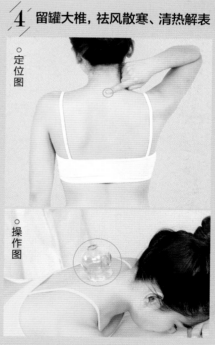

○定位图

○操作图

定位： 位于后正中线上，第七颈椎棘突下凹陷处。

操作： 将火罐扣在大椎穴上，留罐15分钟，以局部皮肤潮红为度。

❖ 注意事项 ❖

①保证充足的饮水：可以少量多次地喝白开水。充足的饮水有助于退热，避免脱水。

②饮食清淡：如煮粥、做面汤等容易消化的食物。不要吃油腻的食物。

➡ **拔罐处方二：** 留罐 风门 ＋留罐 肺俞 ＋留罐 中府 ＋留罐 尺泽

拔罐疗法

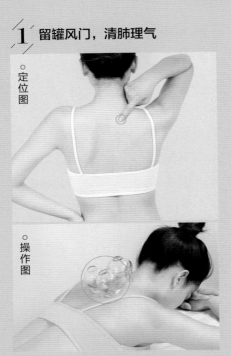

1 留罐风门，清肺理气

○定位图

○操作图

定位： 位于背部，第二胸椎棘突下，旁开1.5寸。

操作： 将火罐扣在风门穴上，留罐15分钟，以局部皮肤泛红、充血为度。

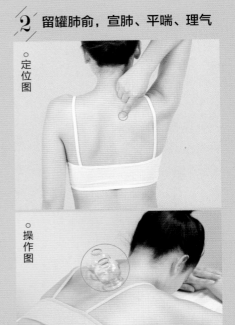

2 留罐肺俞，宣肺、平喘、理气

○定位图

○操作图

定位： 位于背部，第三胸椎棘突下，旁开1.5寸。

操作： 将火罐扣在肺俞穴上，留罐10分钟，以局部皮肤泛红、充血为度。

❀ 随证加穴拔罐 ❀

❶ 胸背疼痛——大杼

穴位原理： 大杼穴有疏散风寒、清热调肺、益气固表的功效，对于发热引起的胸背疼痛，拔罐大杼穴能有效缓解。

❷ 高热汗出，烦渴引饮——内庭

穴位原理： 内庭穴有清胃泻火、通肠化滞、清热宁神的作用，对于发热引发的出汗多而口渴心烦，拔罐内庭穴能有效清热宁神。

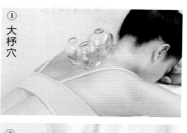

① 大杼穴

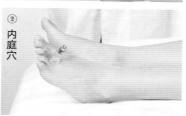

② 内庭穴

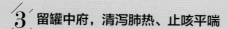

3 留罐中府，清泻肺热、止咳平喘

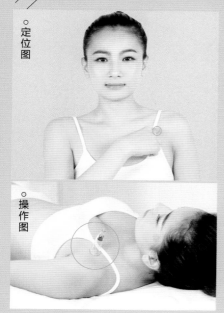

○ 定位图

○ 操作图

定位： 位于胸前壁的外上方、云门穴下1寸，平第一肋间隙，距前正中线6寸。

操作： 将气罐吸附在中府穴上，留罐10分钟，以局部充血为度。

4 留罐尺泽，清肺热、平咳喘

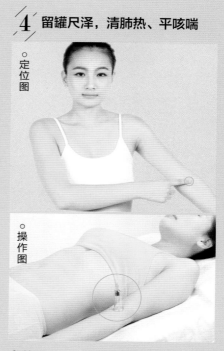

○ 定位图

○ 操作图

定位： 位于前臂背侧，阳池穴与肘尖的连线上，尺骨与桡骨之间。

操作： 用拔罐器将气罐吸附在尺泽穴上，留罐15分钟，以局部皮肤泛红、充血为度。

肺炎，退热止咳效果佳

肺炎是指终末气管、肺泡和肺间质等组织病变所发生的炎症。主要临床表现为高热、咳嗽、咳痰等。中医认为肺炎常因人体正气不足，风热之邪或风寒之邪入里化热所致。

扫码看视频

➤ **拔罐处方：** 留罐 身柱 ＋闪罐 风门 ＋闪罐 肺俞 ＋闪罐 膈俞

拔罐疗法

1 留罐身柱，通宣肺气

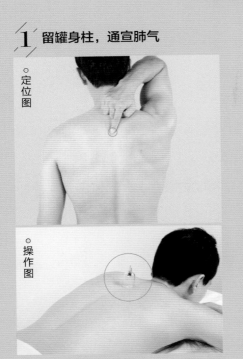

○定位图

○操作图

定位： 位于后正中线上，第三胸椎棘突下凹陷处。

操作： 将气罐吸附在身柱穴上，留罐10分钟，调节负压吸引力度，以疼痛耐受为度。

2 闪罐风门，清肺理气

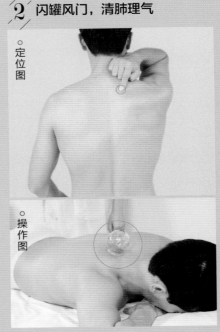

○定位图

○操作图

定位： 位于背部，第二胸椎棘突下，旁开1.5寸。

操作： 将火罐扣在风门穴上，闪罐30次，拔上后立即取下，一拔一取，如此反复吸拔。

随证加穴拔罐

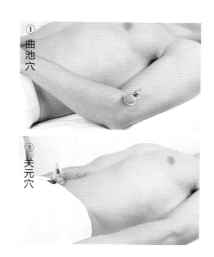

① 曲池穴

② 关元穴

❶ 痰黄质稠、咯吐不爽——曲池

穴位原理：对于肺炎引起的痰稠且黄、咯痰不爽的症状，加拔罐曲池穴能清热、散外邪，降逆活络，可缓解以上症状。

❷ 手足心热，神疲乏力——关元

穴位原理：对肺炎引起的手足心热、疲乏无力症状，拔罐关元穴能散去邪热，回补阳气，缓解以上症状。

3 闪罐肺俞，宣肺、平喘、理气

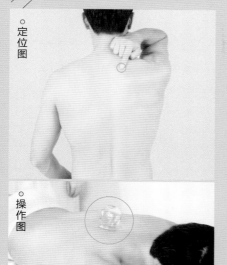

○ 定位图

○ 操作图

定位：位于背部，第三胸椎棘突下，旁开1.5寸。

操作：将火罐扣在肺俞穴上，闪罐30次，拔上后立即取下，一拔一取，如此反复吸拔。

4 闪罐膈俞，理气宽胸、活血通脉

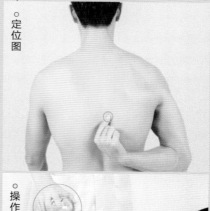

○ 定位图

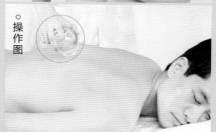

○ 操作图

定位：位于背部，第七胸椎棘突下，旁开1.5寸。

操作：将火罐扣在膈俞穴上，闪罐50次，拔上后立即取下，一拔一取，如此反复吸拔。

支气管炎，止咳平喘有良效

　　支气管炎是指气管、支气管黏膜及其周围组织的慢性非特异性炎症，中医理论认为支气管炎是因外邪侵袭，肺卫不利，而使肺的宣肃失调所致。临床上以长期咳嗽、咳痰、喘息及反复呼吸道感染为常见症状。

扫码看视频

➨ **拔罐处方一：** 留罐 **大椎** +留罐 **风门** +闪罐 **肺俞** +闪罐 **膈俞** +留罐 **曲池** +留罐 **尺泽**

拔罐疗法

1 留罐大椎，解表退热

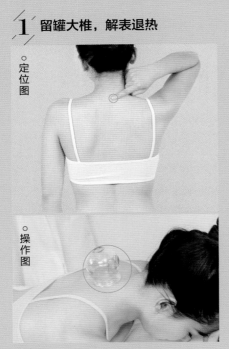

○定位图

○操作图

定位： 位于后正中线上，第七颈椎棘突下凹陷处。

操作： 将气罐吸附在大椎穴上，留罐10分钟，以局部皮肤泛红、充血为度。

2 留罐风门，宣通肺气、调理气机

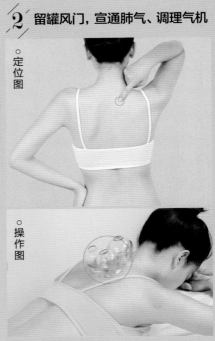

○定位图

○操作图

定位： 位于背部，第二胸椎棘突下，旁开1.5寸。

操作： 将火罐扣在风门穴上，留罐10～15分钟，以局部皮肤泛红、充血为度。

❦ 随证加穴拔罐 ❦

❶ 咳嗽而喘，胸闷气短——肾俞

穴位原理： 肾俞穴有益肾助阳、强腰利水的功效，加拔罐肾俞穴可治疗脾肾阳虚引起的咳嗽带喘、胸闷且气短的症状。

❷ 痰多色黄，咯痰黏稠——中府

穴位原理： 中府穴有清泻肺热、止咳平喘的功效，对于支气管炎引起的痰多且黄、咯痰不易且黏稠的症状，加拔罐中府穴能有效缓解。

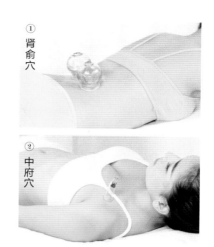

① 肾俞穴

② 中府穴

3 闪罐肺俞，宣肺、平喘、理气

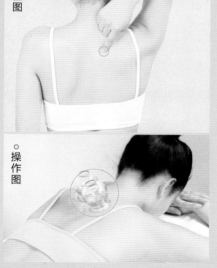

○ 定位图

○ 操作图

定位： 位于背部，第三胸椎棘突下，旁开1.5寸。

操作： 将火罐扣在肺俞穴上，拔上后立即取下，一拔一取，如此反复吸拔，闪罐20次。

4 闪罐膈俞，理气宽胸、活血通脉

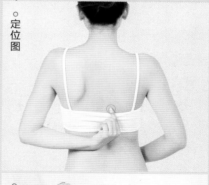

○ 定位图

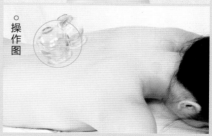

○ 操作图

定位： 位于背部，第七胸椎棘突下，旁开1.5寸。

操作： 将火罐扣在膈俞穴上，拔上后立即取下，一拔一取，如此反复吸拔，闪罐30次。

❧ 膳食调理经验方 ❧

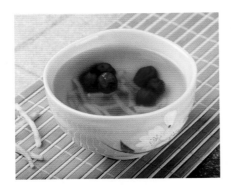

鱼腥草红枣茶——清肺化痰

材料： 鱼腥草100克，红枣20克。

制作方法：

①洗好的鱼腥草切成段；清水烧开，放入鱼腥草、红枣，烧开后转小火煮30分钟。

②熄火后将茶盛入碗中，待稍微冷却后饮用。

---

5 留罐曲池，清热化痰

○定位图

○操作图

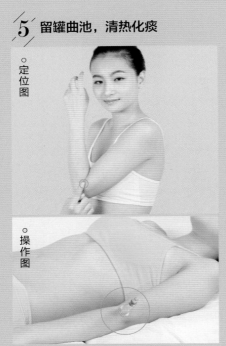

定位： 位于肘横纹外侧端，屈肘时，尺泽穴与肱骨外上髁连线中点。

操作： 将气罐吸附在曲池穴上，留罐10分钟，调节负压吸引力度，以疼痛耐受为度。

6 留罐尺泽，清肺热、平咳喘

○定位图

○操作图

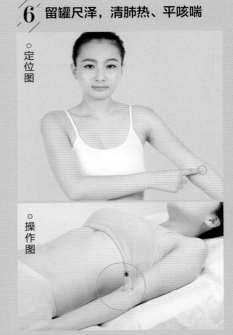

定位： 位于肘横纹中，肱二头肌桡侧凹陷处。

操作： 用拔罐器将气罐吸附在尺泽穴上，留罐15分钟，以局部皮肤泛红、充血为度。

❧ 注意事项 ❧

①不要吸烟：吸烟会引起呼吸道分泌物增加，排痰困难，助长病毒、细菌的生长繁殖，使支气管炎进一步恶化。

②保持良好的环境卫生，注意室内的空气流通：还要保持足够的室内湿度，避免有害气体和烟尘的入侵。注意室内不宜过热，出门时注意身体保暖。

➥ 拔罐处方二：留罐 云门 + 留罐 合谷

拔罐疗法

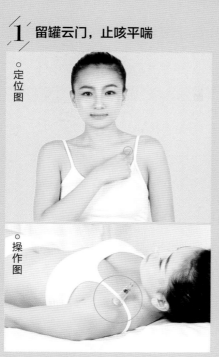

1 留罐云门，止咳平喘

○定位图

○操作图

定位： 位于胸前壁的外上方，肩胛骨喙突上方，锁骨下窝凹陷处，距前正中线6寸。

操作： 将气罐吸附在云门穴上，留罐10分钟，以局部皮肤潮红为度。

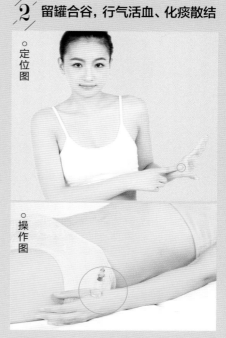

2 留罐合谷，行气活血、化痰散结

○定位图

○操作图

定位： 位于手背，第一、第二掌骨间，第二掌骨桡侧的中点处。

操作： 将气罐吸附在合谷穴上，留罐10分钟，以局部皮肤潮红为度。

哮喘，呼吸平缓不喘息

哮喘是指喘息、气促、咳嗽、胸闷等症状突然发生，或原有症状急剧加重，常有呼吸困难症状，以呼气量降低为其发病特征。中医认为哮喘发生的根本原因是"宿痰伏肺"，感受风寒以及贪食生冷、嗜食酸或肥甘等只是诱因。

扫码看视频

➤ **拔罐处方一：** 留罐 **身柱** + 留罐 **风门** + 留罐 **肺俞** + 留罐 **膏肓**

拔罐疗法

1 留罐身柱，通宣肺气

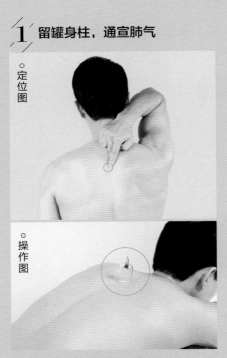

○定位图

○操作图

定位： 位于背部第三胸椎棘突下凹陷处。

操作： 将气罐吸附在身柱穴上，留罐10分钟，以皮肤潮红为度。

2 留罐风门，宽胸理气

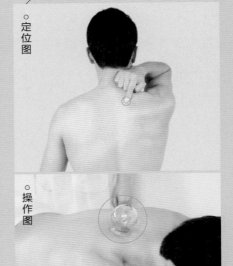

○定位图

○操作图

定位： 位于背部第二胸椎棘突下，旁开1.5寸。

操作： 将火罐扣在风门穴上，留罐15分钟，以局部皮肤有抽紧感为度。

❧ 膳食调理经验方 ❧

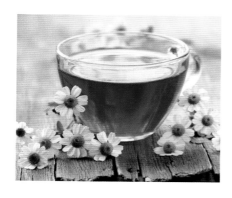

枳实茶——宽胸行气

材料： 枳实25克，蒲公英20克，党参30克。

制作方法：

① 洗净所有材料；砂锅中加入适量清水烧开，放入所有材料，大火烧开后改小火煮30分钟至药材有效成分析出。

② 关火后，滤取茶汤，装入杯中即可。

---

3 留罐肺俞，调理肺气、止哮平喘

○ 定位图

○ 操作图

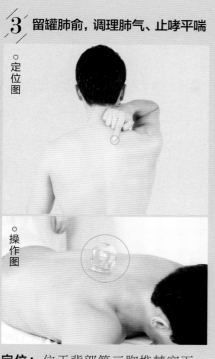

定位： 位于背部第三胸椎棘突下，旁开1.5寸。

操作： 将火罐扣在肺俞穴上，留罐10～15分钟，以局部皮肤泛红、充血为度。

4 留罐膏肓，扶阳固卫、调和气血

○ 定位图

○ 操作图

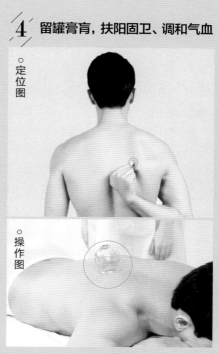

定位： 位于背部第四胸椎棘突下，旁开3寸。

操作： 将火罐扣在膏肓穴上，留罐15分钟，调节负压吸引力度，以疼痛耐受为度。

⚓ 注意事项 ⚓

①哮喘发作期禁止拔罐治疗。

②避免接触过敏源，勤开窗通风，保持室内空气新鲜，降低发病可能。

③饮食宜温热、清淡，可少食多餐。忌鱼虾、芝麻、贝壳类、坚果类等食品。

➤ **拔罐处方二：** 留罐 **中府** +留罐 **膻中** +留罐 **期门** +留罐 **内关**

拔罐疗法

⁄1 留罐中府，清宣上焦、疏调肺气

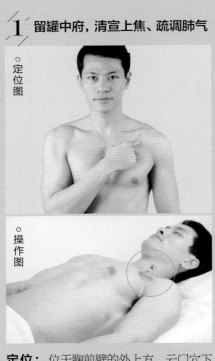

○定位图

○操作图

定位： 位于胸前壁的外上方，云门穴下1寸，平第一肋间隙，距正中线6寸。

操作： 将气罐吸附在中府穴上，留罐15分钟，以局部皮肤泛红、充血为度。

⁄2 留罐膻中，活血通络、清肺宽胸

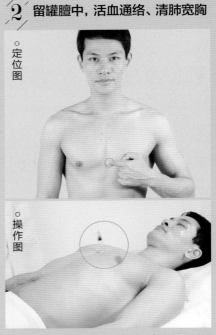

○定位图

○操作图

定位： 位于胸部前正中线上，平第四肋间，两乳头连线的中点。

操作： 将气罐吸附在膻中穴上，留罐15分钟，以局部皮肤泛红为度。

❧ 随证加穴拔罐 ❧

❶ 喘促气短，喉中痰鸣——气海

穴位原理： 气海穴有补气理气、益肾固精的作用，对于哮喘引发的气喘、喉咙中痰鸣的症状，拔罐气海穴能有效缓解。

❷ 动则喘甚，汗出肢冷——关元

穴位原理： 对哮喘引起的动则气喘、出汗而肢体感觉寒冷的症状，拔罐关元穴能增强元气，顺调气息，有效缓解以上症状。

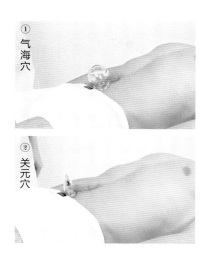

① 气海穴

② 关元穴

3 留罐期门，疏肝利胆

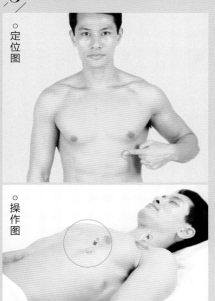

○ 定位图

○ 操作图

定位： 位于胸部，乳头直下，第六肋间隙，前正中线旁开4寸。

操作： 将气罐吸附在期门穴上，留罐15分钟，以局部皮肤泛红、充血为度。

4 留罐内关，宁心安神、理气止痛

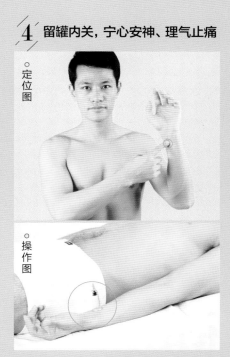

○ 定位图

○ 操作图

定位： 位于手掌面关节横纹的中央，往上约三指宽的中央凹陷处。

操作： 将气罐吸附在内关穴上，留罐10分钟，调节负压吸引力度，以疼痛耐受为度。

鼻出血，清热泻火止血快

鼻出血是常见的临床症状之一，引起偶尔鼻出血的原因有上火、脾气暴躁、心情焦虑，或鼻子被异物撞击等。中医指出，鼻出血一般与肝、肾、胃、肺、脾等器官有关，因而中医治疗鼻出血，讲究辨证选方药。

扫码看视频

➤ **拔罐处方一：** 留罐 太阳 ＋留罐 内庭

拔罐疗法

1 留罐太阳，清肝明目、通络止痛

○定位图

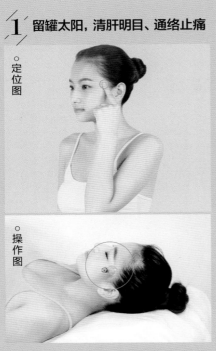

○操作图

定位： 位于颞部，眉梢与目外眦之间，向后约一横指的凹陷处。
操作： 用拔罐器将气罐吸附在太阳穴上，留罐15分钟，以局部皮肤泛红、充血为度。

2 留罐内庭，清热泻火、理气止痛

○定位图

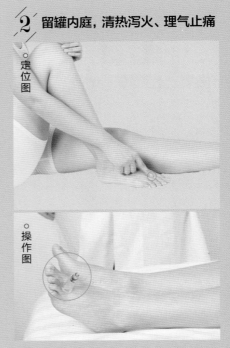

○操作图

定位： 位于足背，第二、第三趾间，趾蹼缘后方赤白肉际处。
操作： 用拔罐器将气罐吸附在内庭穴上，留罐15分钟，以局部皮肤泛红、充血为度。

❧ 注意事项 ❧

①鼻出血期间禁止拔罐。

②勿用力擤鼻，对症止咳。

③多吃水果蔬菜，忌辛辣刺激饮食，并保持大便通畅，便秘者可给予缓泻剂。

➡ **拔罐处方二：**闪罐 (大椎) + 闪罐 (膈俞)

拔罐疗法

1 闪罐大椎，清脑宁神

○定位图
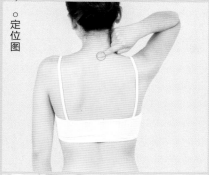

○操作图
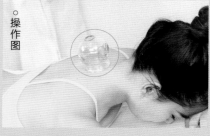

定位：位于后正中线上，第七颈椎棘突下凹陷处。

操作：将火罐扣在大椎穴上，拔上后立即取下，一拔一取，如此反复吸拔，闪罐20次。

2 闪罐膈俞，理气宽胸、活血通脉

○定位图
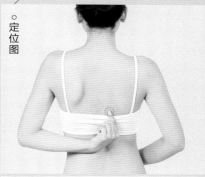

○操作图
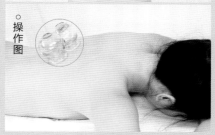

定位：位于背部，第七胸椎棘突下，旁开1.5寸。

操作：将火罐扣在膈俞穴上，拔上后立即取下，一拔一取，如此反复吸拔，闪罐50次。

鼻炎，温肺散寒不流涕

鼻炎是最常见的疾病之一，中医认为鼻炎多因脏腑功能失调，加外感风寒，邪气侵袭鼻窍而致。急性鼻炎属于"伤风"范畴；慢性鼻炎因肺脾气虚、外邪留滞而成；过敏性鼻炎因肺、脾、肾虚弱，风寒乘虚而入所致。

扫码看视频

➡ **拔罐处方：** 留罐 曲池 + 留罐 胆俞

拔罐疗法

1 留罐曲池，疏风退热

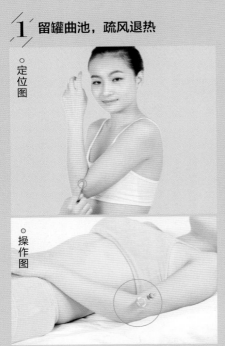

○定位图

○操作图

定位： 位于肘横纹外侧端，屈肘时，尺泽穴与肱骨外上髁连线中点。

操作： 将气罐吸附在曲池穴上，留罐15分钟，调节负压吸引力度，以疼痛耐受为度。

2 留罐胆俞，清胆火、利湿热

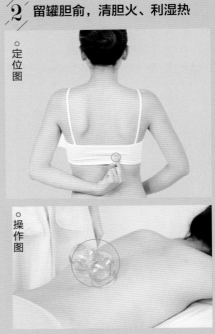

○定位图

○操作图

定位： 位于背部，第十胸椎棘突下，旁开1.5寸。

操作： 将火罐扣在胆俞穴上，留罐15分钟，以局部皮肤有少量瘀血为度。

呕吐，健脾和胃降逆

　　呕吐是临床常见病证，呕吐既可单独为患，也可见于多种疾病，是机体的一种防御反射动作。中医认为呕吐多因为外邪侵袭、情志失调、饮食不节、劳倦过度和脾胃虚弱等，引起胃失和降、气逆而上所致。

扫码看视频

➤ **拔罐处方：** 留罐 **中脘** + 留罐 **胃俞** + 留罐 **脾俞** + 留罐 **内关** + 留罐 **上巨虚** + 留罐 **足三里**

拔罐疗法

1 留罐中脘，健脾和胃、通腑降气

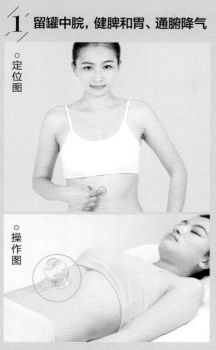
○定位图

○操作图

定位： 位于上腹部，前正中线上，脐中上4寸。
操作： 将火罐吸附在中脘穴上，留罐15分钟，以局部皮肤泛红、充血为度。

2 留罐胃俞，和胃降逆、健脾助运

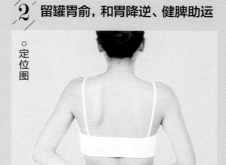
○定位图

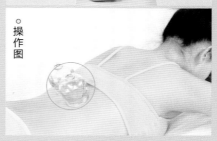
○操作图

定位： 位于背部，第十二胸椎棘突下，旁开1.5寸。
操作： 将火罐吸附在胃俞穴上，留罐15分钟，以局部皮肤泛红、充血为度。

❧ 随证加穴拔罐 ❧

❶ 脘闷纳差，呕吐痰涎 —— 丰隆

穴位原理： 丰隆穴有和胃气、化痰湿、清神志的功效，本穴既可调太阴以运化水湿，又可泻阳明以去火热，加拔罐丰隆穴可有效缓解以上症状。

❷ 呃逆不止——天突

穴位原理： 天突穴有止咳平喘、化痰利咽、清咽开音的作用，对于呕吐太过有良好的效果。

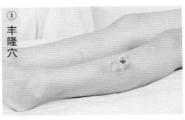
① 丰隆穴

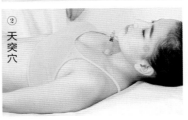
② 天突穴

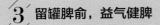

3 留罐脾俞，益气健脾

○定位图
○操作图

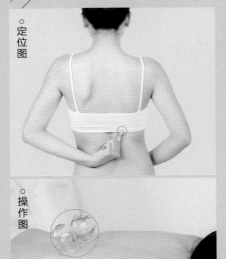

定位： 位于背部，第十一胸椎棘突下，旁开1.5寸。

操作： 将火罐扣在脾俞穴上，留罐15分钟，调节负压吸引力度，以疼痛耐受为度。

4 留罐内关，健脾和胃

○定位图
○操作图

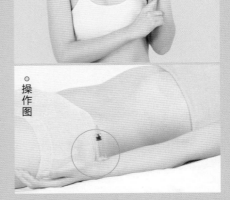

定位： 位于手掌面关节横纹的中央，往上约三指宽的中央凹陷处。

操作： 将气罐吸附在内关穴上，留罐10～15分钟，调节负压吸引力度，以疼痛耐受为度。

膳食调理经验方

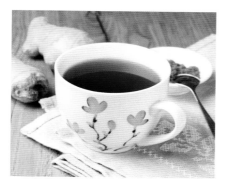

生姜红枣茶——温中和胃、降逆止呕

材料： 生姜、红枣各35克，红糖适量。

制作方法：

①将生姜切成片，再切成丝；红枣去核，加适量清水煮开，放入生姜丝再煮5分钟。

②将药茶倒入杯中，滤取茶水，饮用前放入红糖拌匀即可。

---

5 留罐上巨虚，通肠化滞

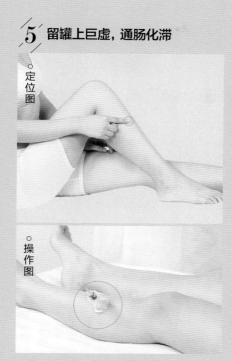

定位图

操作图

定位： 位于小腿前外侧，犊鼻穴下6寸，距胫骨前缘一横指。

操作： 将气罐吸附在上巨虚穴上，留罐15分钟，以局部皮肤潮红为度。

6 留罐足三里，健脾和胃

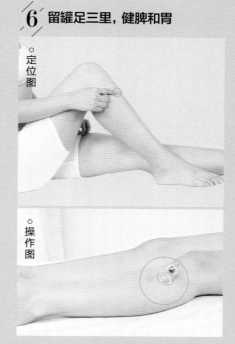

定位图

操作图

定位： 位于小腿前外侧，犊鼻穴下3寸，距胫骨前缘一横指。

操作： 将气罐吸附在足三里穴上，留罐10分钟，调节负压吸引力度，以疼痛耐受为度。

慢性胃炎，缓解炎症助消化

慢性胃炎是指由不同病因引起的胃黏膜的慢性炎症或萎缩性病变，中医认为慢性胃炎由气滞、脾虚、血瘀等诸邪阻滞于胃或胃络失养所致。

扫码看视频

➥ **拔罐处方：** 留罐 中脘 +留罐 脾俞 +闪罐 胃俞 +留罐 足三里

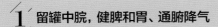

拔罐疗法

1 留罐中脘，健脾和胃、通腑降气

○定位图

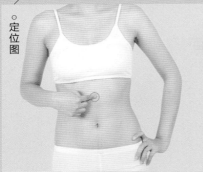

○操作图

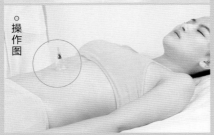

定位： 位于上腹部，前正中线上，脐中上4寸。
操作： 将气罐吸附在中脘穴上，留罐10分钟，以皮肤透热、潮红为度。

2 留罐脾俞，健脾和胃、利湿升清

○定位图

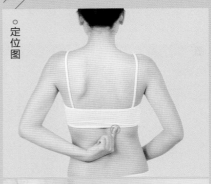

○操作图

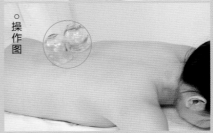

定位： 位于背部，第十一胸椎棘突下，旁开1.5寸。
操作： 将火罐扣在脾俞穴上，留罐15分钟，以局部皮肤潮红为度。

❧ 随证加穴拔罐 ❧

❶ 咽干口燥，大便干结——三阴交

穴位原理： 三阴交穴有健脾理血、益肾平肝的功效，对慢性胃炎引起的咽干口燥、大便干燥的症状，加拔罐三阴交穴可有效缓解。

❷ 食后呕恶泛酸——太冲

穴位原理： 太冲穴有降逆止呕、疏肝解郁的作用，对慢性胃炎引起的呕恶泛酸的症状，加拔罐太冲穴能有效缓解。

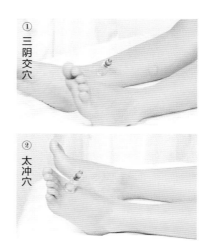

① 三阴交穴

② 太冲穴

---

③ 闪罐胃俞，和胃降逆、健脾助运

○定位图

○操作图

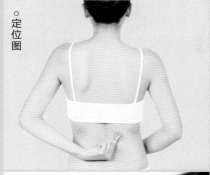
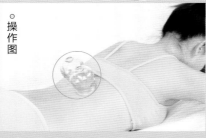

定位： 位于背部，第十二胸椎棘突下，旁开1.5寸。

操作： 将火罐扣在胃俞穴上，拔上后立即取下，一吸一拔，如此反复吸拔，闪罐50次。

④ 留罐足三里，健脾和胃

○定位图

○操作图

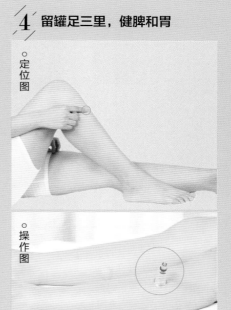

定位： 位于小腿前外侧，犊鼻穴下3寸，距胫骨前缘一横指。

操作： 将气罐吸附在足三里穴上，留罐10分钟，调节负压吸引力度，以疼痛耐受为度。

腹胀，理气和胃化积滞

腹胀，即腹部胀大或胀满不适，并且常伴有相关的症状，如呕吐、腹痛、腹泻、嗳气、便秘等。中医认为腹胀多由脾胃虚弱或肝胃气滞导致气机升降失常、浊气上逆所致。

扫码看视频

➥ **拔罐处方一：** 闪罐 **脾俞** + 留罐 **中脘** + 留罐 **内关** + 留罐 **丰隆**

拔罐疗法

1 闪罐脾俞，健脾和胃、利湿升清

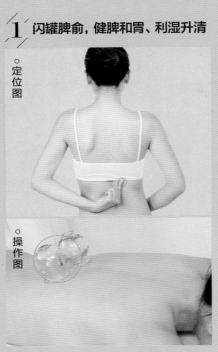

○定位图

○操作图

定位： 位于背部，第十一胸椎棘突下，旁开1.5寸。

操作： 将火罐扣在脾俞穴上，拔上后立即取下，一拔一取，如此反复吸拔，闪罐30次。

2 留罐中脘，健脾化湿、补益胃气

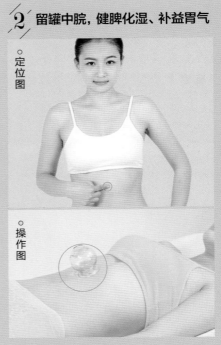

○定位图

○操作图

定位： 位于上腹部，前正中线上，脐中上4寸。

操作： 将火罐扣在中脘穴上，留罐10分钟，调节负压吸引力度，以疼痛耐受为度。

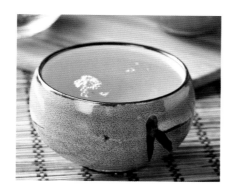

膳食调理经验方

党参黄芪茯苓茶——健运脾胃、化湿除胀

材料： 党参10克，黄芪5克，茯苓8克。

制作方法：

①将党参、黄芪、茯苓洗净，放入锅中，加适量清水，大火煮开后转小火煮30分钟。

②倒入杯中，代茶饮。

3 留罐内关，理气止痛

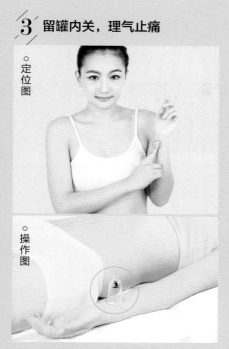

○定位图

○操作图

定位： 位于手掌面关节横纹的中央，往上约三指宽的中央凹陷处。
操作： 将气罐吸附在内关穴上，留罐10分钟，调节负压吸引力度，以疼痛耐受为度。

4 留罐丰隆，益气健脾、理气止痛

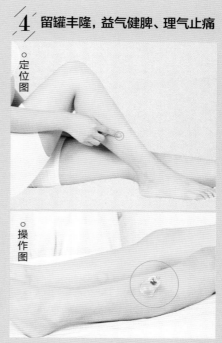

○定位图

○操作图

定位： 位于外踝尖上8寸，距胫骨前缘二横指。
操作： 将气罐吸附在丰隆穴上，留罐10分钟，调节负压吸引力度，以疼痛耐受为度。

❧ 注意事项 ❧

①食用易消化的食物：炒豆、硬煎饼等硬性食物不容易消化，在胃肠里滞留的时间也较长，可能产生较多气体引发腹胀。

②改变饮食习惯：进食太快，或边走边吃，容易吞进不少空气；常用吸管喝饮料也会让大量空气潜入胃部，引起腹胀。

▶ **拔罐处方二：** 留罐 **建里** + 留罐 **天枢** + 留罐 **关元** + 留罐 **足三里**

拔罐疗法

1 留罐建里，通络止痛

○定位图
○操作图

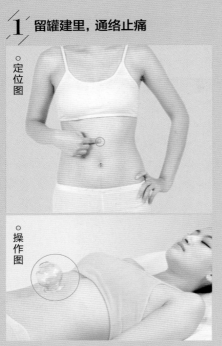

定位： 位于上腹部，前正中线上，脐中上3寸。
操作： 将火罐扣在建里穴上，留罐15分钟，以局部皮肤有酸胀痛感为佳。

2 留罐天枢，解表通阳、调节胃肠

○定位图
○操作图

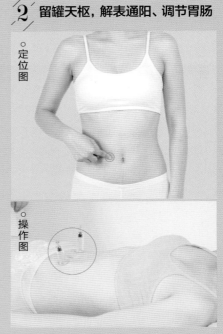

定位： 位于腹中部，距脐中2寸。
操作： 将气罐吸附在天枢穴上，留罐10分钟，调节负压吸引力度，以疼痛耐受为度。

随证加穴拔罐

❶ 大便干结，口臭——合谷

穴位原理： 合谷穴有清泄肺气、通降肠胃的功效，对于腹胀引起的大便干结、口臭症状，加拔罐合谷穴可有效缓解。

❷ 大便溏薄，神疲乏力——气海

穴位原理： 气海穴有益气助阳、调经固经的功效，对腹胀引起的大便溏薄、神疲乏力的症状，加拔罐气海穴可有效缓解。

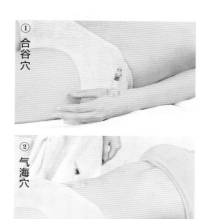
① 合谷穴
② 气海穴

3 留罐关元，补充元气

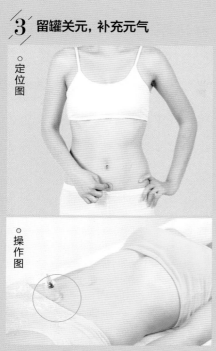
○定位图
○操作图

定位： 位于下腹部，前正中线上，脐中下3寸。

操作： 将气罐吸附在关元穴上，留罐10分钟，调节负压吸引力度，以疼痛耐受为度。

4 留罐足三里，健脾和胃

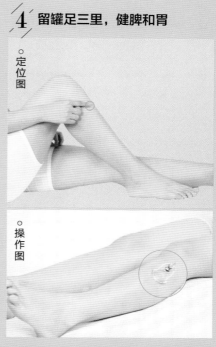
○定位图
○操作图

定位： 位于小腿前外侧，犊鼻穴下3寸，距胫骨前缘一横指。

操作： 将气罐吸附在足三里穴上，留罐5分钟，以局部皮肤充血为度。

便秘，调和肠胃身体好

便秘是临床常见的复杂症状，主要是指排便次数减少、粪便量减少、粪便干结、排便费力等。中医认为便秘多由燥热内结、气机郁滞、津液不足和脾肾两虚引起。

扫码看视频

➤ **拔罐处方：** 留罐 **脾俞** + 留罐 **胃俞** + 留罐 **大肠俞** + 留罐 **天枢** + 留罐 **上巨虚** + 留罐 **足三里**

拔罐疗法

1 留罐脾俞，健脾和胃、利湿升清

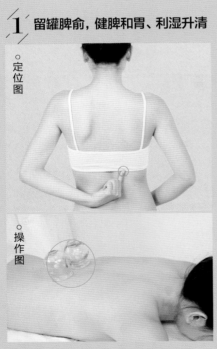

。定位图

。操作图

定位： 位于背部，第十一胸椎棘突下，旁开1.5寸。
操作： 将火罐扣在脾俞穴上，留罐10分钟，以局部皮肤泛红、充血为度。

2 留罐胃俞，和胃降逆、健脾助运

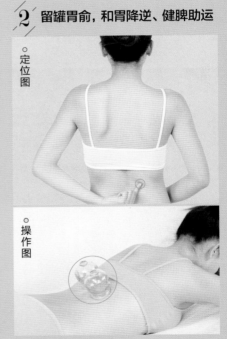

。定位图

。操作图

定位： 位于背部，第十二胸椎棘突下，旁开1.5寸。
操作： 将火罐吸附在胃俞穴上，留罐15分钟，以局部皮肤泛红、充血为度。

随证加穴拔罐

❶ 大便干结，口干口臭—— 合谷

穴位原理： 合谷穴有疏风解表、清泄肺气、通降肠胃的功效，加拔罐合谷穴能有效缓解便秘导致的大便干结、口干口臭的症状。

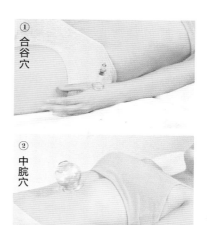

❷ 欲便不得，嗳气频作——中脘

穴位原理： 中脘穴有理气和胃、化湿降逆的作用，本穴是治疗消化系统疾病的必用穴，对于便秘引起的脾胃虚弱、运化失司，可取中脘穴为主进行治疗。

3 留罐大肠俞，理气、调和肠胃

○定位图

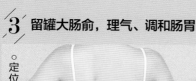

○操作图

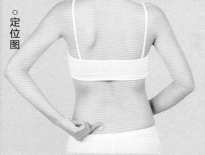

定位： 位于腰部，第四腰椎棘突下，旁开1.5寸。

操作： 将火罐扣在大肠俞穴上，留罐10分钟，以局部皮肤泛红、充血为度。

4 留罐天枢，健脾和胃

○定位图

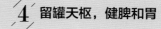
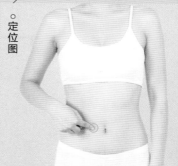

○操作图

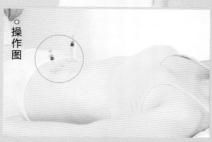

定位： 位于腹中部，距脐中2寸。

操作： 将气罐吸附在天枢穴上，留罐10分钟，以局部皮肤泛红、充血为度。

❧ 膳食调理经验方 ❧

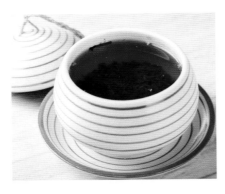

蜂蜜红茶——润肠通便

材料： 红茶叶4克，蜂蜜少许。

制作方法：

①将红茶叶冲洗一下，放入茶杯，注入适量开水至八九分满，泡约5分钟。

②加入少许蜂蜜拌匀，稍微放凉后即可。

---

5 留罐上巨虚，通肠化滞

○ 定位图

○ 操作图

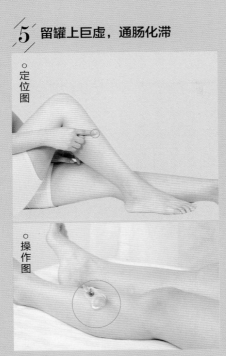

定位： 位于小腿前外侧，犊鼻穴下6寸，距胫骨前缘一横指。

操作： 将气罐吸附在上巨虚穴上，留罐15分钟，以局部皮肤泛红、充血为度。

6 留罐足三里，健脾和胃

○ 定位图

○ 操作图

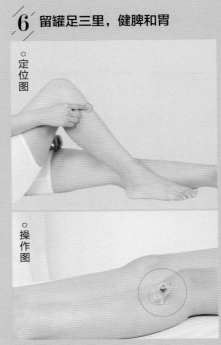

定位： 位于小腿前外侧，犊鼻穴下3寸，距胫骨前缘一横指。

操作： 将气罐吸附在足三里穴上，留罐10分钟，调节负压吸引力度，以疼痛耐受为度。

胃痛，理气止痛健脾胃

胃痛是以胃脘近心窝处常发生疼痛为主的疾病，多见于急慢性胃炎，胃、十二指肠溃疡病，胃神经官能症。中医认为胃痛多因胃气阻滞、胃络瘀阻、胃失所养而引起。

扫码看视频

➤ **拔罐处方一：** 留罐 中脘 + 留罐 足三里

拔罐疗法

1 留罐中脘，健脾化湿、补益胃气

○定位图

○操作图

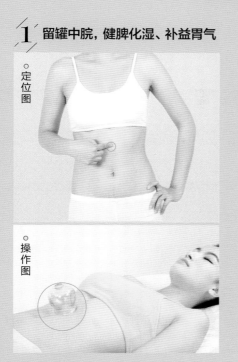

定位： 位于上腹部，前正中线上，脐中上4寸。
操作： 将火罐扣在中脘穴上，留罐15分钟，以局部皮肤泛红、充血为度。

2 留罐足三里，生发胃气化脾湿

○定位图

○操作图

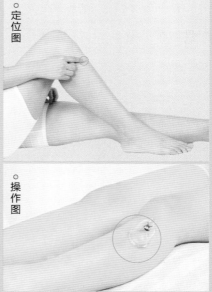

穴位： 位于小腿前外侧，犊鼻穴下3寸，距胫骨前缘一横指。
操作： 将气罐吸附在足三里穴上，留罐15分钟，以局部皮肤泛红、充血为度。

❧ 注意事项 ❧

①合理饮食：饮食宜清淡，忌烟、酒及辛辣、生冷、油腻食物。

②勿滥用止痛药：应明确病情后服药。有高血压、心脏病、糖尿病、肝病、肾病等慢性病严重者应在医师指导下服药。

👉 **拔罐处方二：** 闪罐 肝俞 + 闪罐 胃俞 + 留罐 建里 + 留罐 关元

拔罐疗法

1 闪罐肝俞，补益脾胃、调理气血

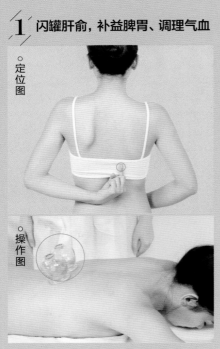

○定位图

○操作图

定位： 位于背部，第九胸椎棘突下，旁开1.5寸。

操作： 将火罐扣在肝俞穴上，拔上后立即取下，一拔一取，如此反复吸拔，闪罐30次。

2 闪罐胃俞，和胃降逆、健脾助运

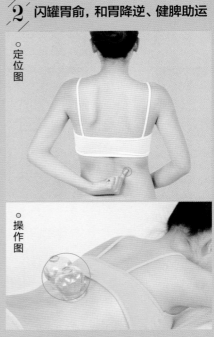

○定位图

○操作图

定位： 位于背部，第十二胸椎棘突下，旁开1.5寸。

操作： 将火罐扣在胃俞穴上，拔上后立即取下，一拔一取，如此反复吸拔，闪罐20次。

随证加穴拔罐

❶ 嗳腐吞酸—— 合谷

穴位原理： 合谷穴有疏风解表、清泄肺气、通降肠胃的功效，加拔罐合谷穴能有效缓解嗳腐吞酸的症状。

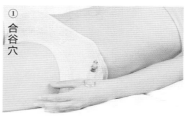

①合谷穴

❷ 胃部刺痛—— 膈俞

穴位原理： 膈俞穴有理气和胃、化湿降逆的作用，本穴是治疗消化系统疾病的必用穴，能有效缓解胃痛。

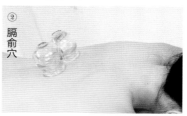

②膈俞穴

---

3 留罐建里，通络止痛

○定位图

○操作图

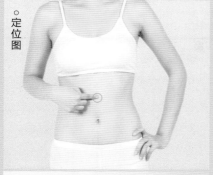
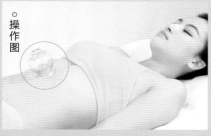

定位： 位于上腹部，前正中线上，脐中上3寸。

操作： 将火罐扣在建里穴上，留罐15分钟，以局部皮肤有酸胀痛感为佳。

4 留罐关元，培补元气、理气止痛

○定位图

○操作图

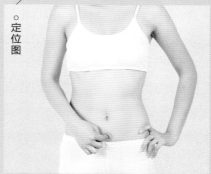
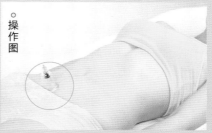

定位： 位于下腹部，前正中线上，脐中下3寸。

操作： 将气罐吸附在关元穴上，留罐10分钟，调节负压吸引力度，以疼痛耐受为度。

咽喉肿痛，清热利咽疗效佳

咽喉肿痛是口咽和喉咽部病变的主要症状。以咽喉红肿疼痛、吞咽不适为主症，中医称喉痹，咽为胃之关，喉为肺之门，外感之邪入肺易伤喉，饮食不当入胃易损于咽，咽喉为邪毒浸淫久留之地。

扫码看视频

➡ 拔罐处方： 留罐 大椎 + 留罐 风门 + 留罐 肺俞 + 留罐 阴谷

拔罐疗法

1 留罐大椎，疏风、祛邪、解表

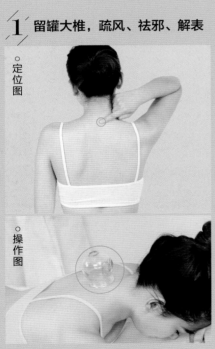

○定位图

○操作图

定位： 位于后正中线上，第七颈椎棘突下凹陷处。

操作： 取适中火罐，用闪火法将火罐扣在大椎穴上，留罐10分钟，以局部皮肤泛红、充血为度。

2 留罐风门，调理肺气、疏风祛邪

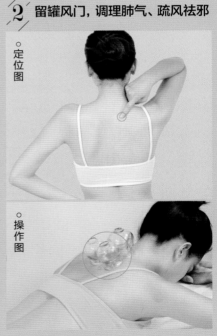

○定位图

○操作图

定位： 位于背部，第二胸椎棘突下，旁开1.5寸。

操作： 将火罐扣在风门穴上，留罐15分钟，以局部皮肤泛红、充血为度。

❦ 随证加穴拔罐 ❦

❶ 吞咽困难，寒热头痛——外关

穴位原理： 外关穴有祛火通络的作用，拔罐外关穴可以清热解表，缓解因咽喉肿痛造成的吞咽困难症状。

❷ 入夜发热——三阴交

穴位原理： 三阴交穴有健脾利湿、活血祛风的作用，加拔罐三阴交穴可以缓解咽喉肿痛以致入夜发热症状。

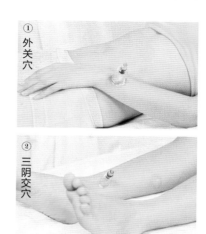

① 外关穴

② 三阴交穴

---

3 留罐肺俞，调补肺气、祛风止痛

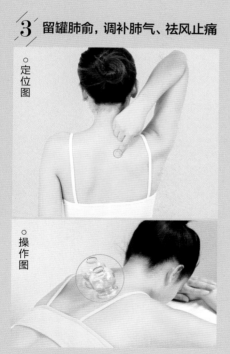

○ 定位图

○ 操作图

定位： 位于背部，第三胸椎棘突下，旁开1.5寸。

操作： 将火罐扣在肺俞穴上，留罐10分钟，以局部皮肤泛红、充血为度。

4 留罐阴谷，益肾调经、理气止痛

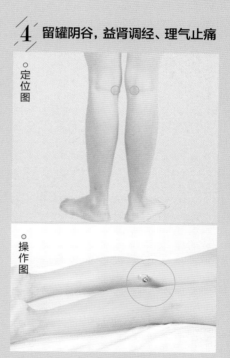

○ 定位图

○ 操作图

定位： 位于腘窝内侧，屈膝时，半腱肌肌腱与半膜肌肌腱之间。

操作： 将气罐吸附在阴谷穴上，留罐10分钟，以局部皮肤泛红、充血为度。

牙痛，清热泻火消肿痛

牙痛又称齿痛，主要表现为牙齿疼痛、长龋齿、牙龈肿胀、牙龈出血等，遇冷、热、酸、甜等刺激则疼痛加重。中医学认为牙痛是由于外感风邪、胃火炽盛、肾虚火旺等原因所致。

扫码看视频

拔罐处方： 闪罐 **大椎** + 闪罐 **胃俞**

拔罐疗法

1 闪罐大椎，疏风、祛邪、解表

○定位图

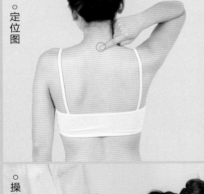

○操作图

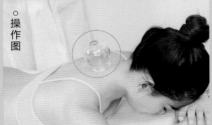

定位： 位于颈部，后正中线上，第七颈椎棘突下凹陷处。

操作： 将火罐扣在大椎穴上，拔上后立即取下，一拔一取，如此反复吸拔，闪罐30次。

2 闪罐胃俞，清热、泻火、止痛

○定位图

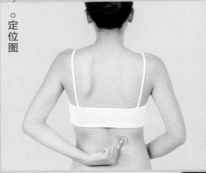

○操作图

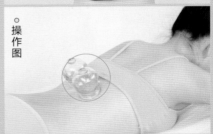

定位： 位于背部，第十二胸椎棘突下，旁开1.5寸。

操作： 将火罐扣在胃俞穴上，拔上后立即取下，一拔一取，如此反复吸拔，闪罐50次。

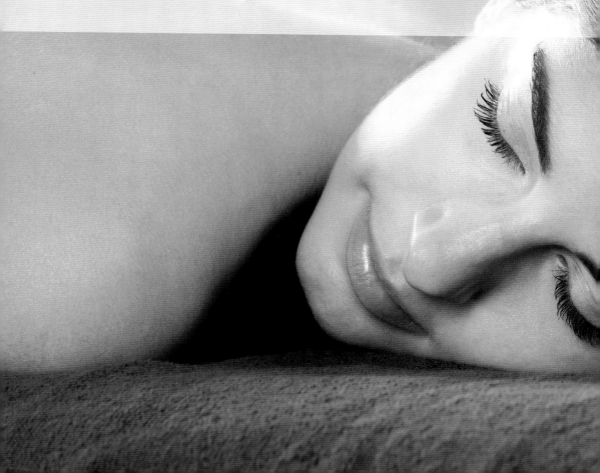

6
CHAPTER

健骨舒筋活络，拔走颈肩腰腿痛

颈肩腰腿痛是主要以病患部位疼痛肿胀甚至功能受限的一组疾病。颈肩腰腿痛症状不典型或疼痛时轻时重，有时甚至可自行缓解，因而不被广大患者重视，从而错过治疗的最佳时机。本章将详细介绍几种颈肩腰腿痛的拔罐疗法，让你及时发现，及时治疗。

肩周炎，活血散风利关节

肩周炎是肩部关节囊和关节周围软组织的一种退行性炎症性慢性疾患。中医认为本病多由气血不足，营卫不固，风、寒、湿之邪侵袭肩部经络，致使筋脉收引，气血运行不畅而成，或因外伤劳损，经脉滞涩所致。

扫码看视频

拔罐处方一： 留罐 大椎 ＋ 留罐 大杼 ＋留罐 肩井 ＋留罐 厥阴俞

拔罐疗法

1 留罐大椎，祛风散寒、滑利肩颈

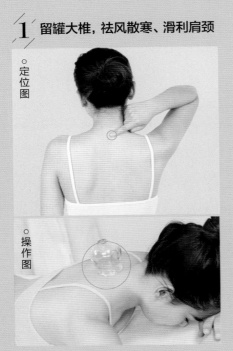
○定位图

○操作图

定位： 位于后正中线上，第七颈椎棘突下凹陷处。
操作： 将火罐扣在大椎穴上，留罐10分钟，以局部皮肤泛红、充血为度。

2 留罐大杼，清热祛风、强筋骨

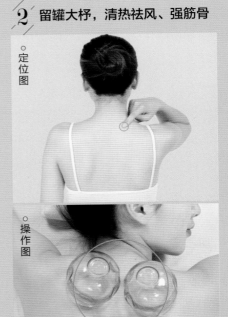
○定位图

○操作图

定位： 位于背部，第一胸椎棘突下，旁开1.5寸。
操作： 将火罐扣在大杼穴上，留罐10分钟，以局部皮肤泛红、充血为度。

❦ 膳食调理经验方 ❦

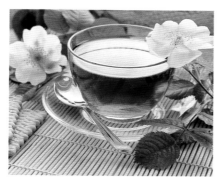

桑枝茶——舒筋活络

材料： 桑枝10克。

制作方法：

①将桑枝放入杯中，用沸水冲泡。

②加盖闷5分钟，代茶饮。

---

3 留罐肩井，祛风清热、活血通络

○ 定位图

○ 操作图

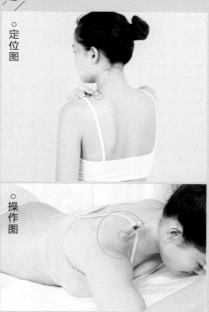

定位： 位于大椎穴与肩峰端连线的中点上，前直对乳中。

操作： 将气罐吸附在肩井穴上，留罐10分钟，调节负压吸引力度，以疼痛耐受为度。

4 留罐厥阴俞，宽胸理气、活血

○ 定位图

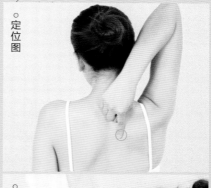

○ 操作图

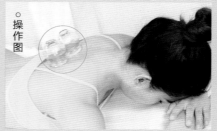

定位： 位于背部，第四胸椎棘突下，旁开1.5寸。

操作： 将火罐扣在厥阴俞穴上，留罐10分钟，调节负压吸引力度，以疼痛耐受为度。

❦ 注意事项 ❦

①避免冷寒压痛：平时注意保暖，晚上睡觉盖好被子。

②加强锻炼：体育锻炼是预防和治疗肩周炎的有效方法，但贵在坚持。如果不坚持做康复治疗，则肩关节的功能难以恢复正常。

➡ **拔罐处方二：** 闪罐 **膈俞** + 留罐 **风门** + 留罐 **天宗** + 留罐 **外关**

拔罐疗法

1 闪罐膈俞，活血通脉

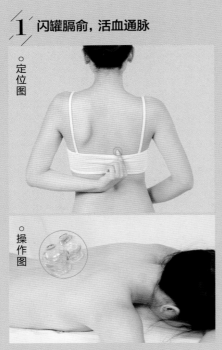

○定位图

○操作图

定位： 位于背部，第七胸椎棘突下，旁开1.5寸。

操作： 将火罐扣在膈俞穴上，拔上后立即取下，一拔一取，如此反复吸拔，闪罐20次。

2 留罐风门，疏风祛邪

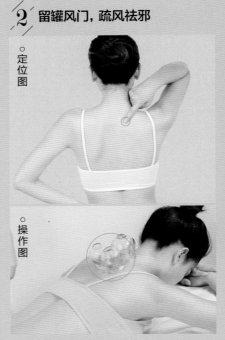

○定位图

○操作图

定位： 位于背部，第二胸椎棘突下，旁开1.5寸。

操作： 将火罐扣在风门穴上，留罐15分钟，以局部皮肤泛红、充血为度。

随证加穴拔罐

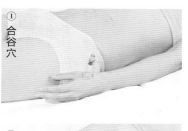

❶ 遇风寒痛增，得温痛减——合谷

穴位原理： 合谷穴有镇静止痛、通经活络、清热解表的作用，加拔罐合谷穴可有效缓解遇风寒痛增的肩周炎症状。

❷ 肩痛拒按，舌暗或有瘀斑——内关

穴位原理： 内关穴有宁心安神、和胃理气的作用，加拔罐内关穴可有效缓解肩痛拒按并舌有瘀斑的症状。

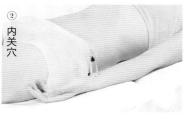

3 留罐天宗，活血通脉

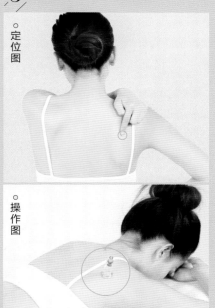

○ 定位图

○ 操作图

定位： 位于肩胛部，冈下窝中央凹陷处，与第四胸椎相平。

操作： 将气罐吸附在天宗穴上，留罐15分钟，调节负压吸引力度，以疼痛耐受为度。

4 留罐外关，祛风散寒

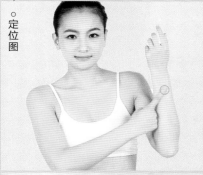

○ 定位图

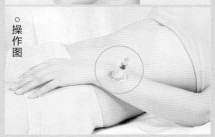

○ 操作图

定位： 位于前臂背侧，阳池穴与肘尖的连线上，腕背横纹上2寸。

操作： 将气罐吸附在外关穴上，留罐15分钟，调节负压吸引力度，以疼痛耐受为度。

落枕，通经活络止疼痛

落枕多因睡卧时体位不当，或颈部感受风寒，或外伤，致使经络不通，气血凝滞，筋脉拘急而成。主要表现为颈项部强直酸痛不适，不能转动自如，并向一侧歪斜，甚至疼痛牵引患侧肩背及上肢。

扫码看视频

➤ **拔罐处方：** 走罐 大椎 + 留罐 肩井

拔罐疗法

1 走罐大椎，疏通经气、通畅脉络

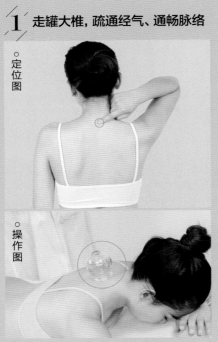

○定位图

○操作图

定位： 位于后正中线上，第七颈椎棘突下凹陷处。

操作： 将火罐扣在大椎穴上，向肩井方向直线来回走罐2分钟，以局部皮肤泛红、充血为度。

2 留罐肩井，祛风、活血、通络

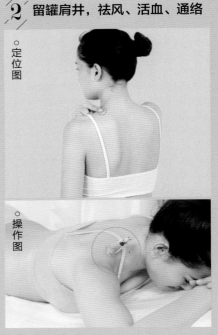

○定位图

○操作图

定位： 位于肩上，前直乳中，大椎穴与肩峰端连线的中点上。

操作： 将气罐吸附在肩井穴上，留罐10分钟，调节负压吸引力度，以疼痛耐受为度。

颈椎病，舒筋活络利关节

颈椎病多因颈椎骨、椎间盘及其周围纤维结构损害，致使颈椎间隙变窄、关节囊松弛、内平衡失调的一组临床综合征。中医认为本病多因督脉受损，经络闭阻，或气血不足所致。

扫码看视频

➡ **拔罐处方：** 闪罐 **大椎** + 留罐 **肩井**

拔罐疗法

1 闪罐大椎，疏通经气、通畅脉络

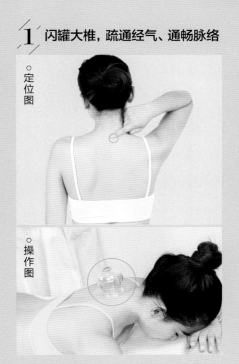

○定位图

○操作图

定位： 位于后正中线上，第七颈椎棘突下凹陷处。

操作： 将火罐扣在大椎穴上，拔上后立即取下，一拔一取，如此反复吸拔，闪罐30次。

2 留罐肩井，祛风清热、活血通络

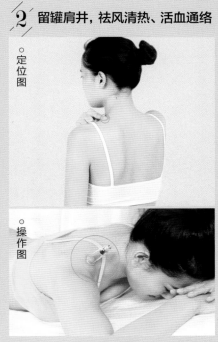

○定位图

○操作图

定位： 位于大椎穴与肩峰端连线的中点上，前直对乳中。

操作： 将气罐吸附在肩井穴上，留罐10分钟，以局部皮肤泛红、充血为度。

腰酸背痛，通经活络除酸痛

腰背部疼痛是由于肌肉挛缩、外伤或脊柱变形造成的。中医认为本病因感受寒湿、湿热、气滞血瘀、肾亏体虚或跌仆外伤所致。日间劳累加重，休息后可减轻，日积月累，可使肌纤维变性，遗留长期慢性腰背痛。

扫码看视频

➥ **拔罐处方一：** 闪罐 （腰阳关）＋留罐 （肾俞）＋ 留罐 （大肠俞）＋留罐 （委中）

拔罐疗法

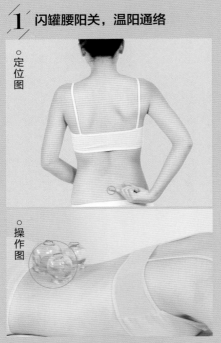

1 闪罐腰阳关，温阳通络

○定位图

○操作图

定位： 位于腰部，第四腰椎棘突下凹陷处。

操作： 将火罐扣在腰阳关穴上，拔上后立即取下，一拔一取，如此反复吸拔，闪罐30次。

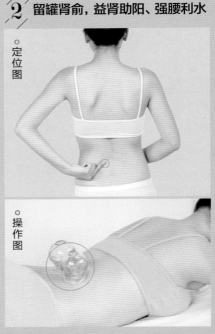

2 留罐肾俞，益肾助阳、强腰利水

○定位图

○操作图

定位： 位于腰部，第二腰椎棘突下，旁开1.5寸。

操作： 将火罐扣在肾俞穴上，留罐10分钟，以局部皮肤泛红、充血为度。

❧膳食调理经验方❧

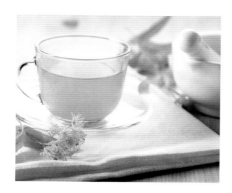

桂枝芍药茶——温经散寒

材料： 桂枝10克，芍药5克。

制作方法：

①将桂枝、芍药略洗，放入杯中，用沸水冲泡。

②加盖闷5分钟，代茶饮。

---

3 留罐大肠俞，强健腰肾

○定位图

○操作图

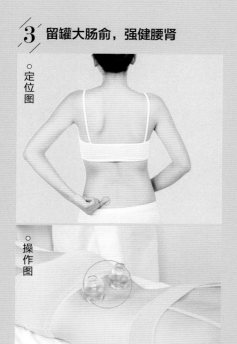

定位： 位于腰部，第四腰椎棘突下，旁开1.5寸。

操作： 将火罐扣在大肠俞穴上，留罐10分钟，以局部皮肤泛红、充血为度。

4 留罐委中，疏调腰背部经脉之气

○定位图

○操作图

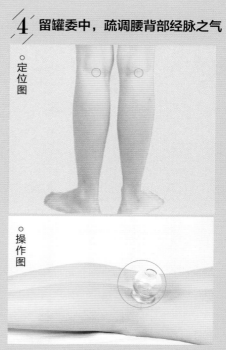

定位： 位于腘横纹中点，股二头肌腱与半腱肌肌腱的中间。

操作： 将气罐吸附在委中穴上，留罐10分钟，以局部皮肤泛红、充血为度。

❖ 注意事项 ❖

①注意休息：如果有条件可以选择进行一些简单的按摩运动。这样能够让机体得到及时的休息。

②饮食调理：饮食改善，有利于改善腰酸背痛的毛病，补充一点含有矿物质的食物，可以有效地抑制长期酸痛引起的颈椎病等。

➥ **拔罐处方二：** 留罐 膈俞 +留罐 脾俞 + 留罐 次髎 +留罐 承山

拔罐疗法

1 留罐膈俞，养血和营、行气通络

○定位图

○操作图

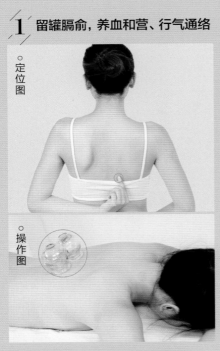

定位： 位于背部，第七胸椎棘突下，旁开1.5寸。

操作： 将火罐扣在膈俞穴上，留罐15分钟，以局部皮肤泛红、充血为度。

2 留罐脾俞，疏通膀胱经

○定位图

○操作图

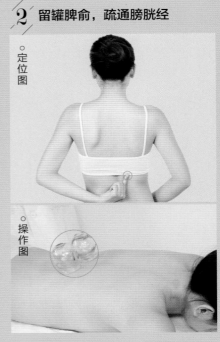

定位： 位于背部，第十一胸椎棘突下，旁开1.5寸。

操作： 将火罐扣在脾俞穴上，留罐10分钟，以局部皮肤泛红、充血为度。

❧ 随证加穴拔罐 ❧

❶ 腰膝酸软、发冷——命门

穴位原理： 命门穴有温和肾阳、健腰益肾的功效，对于腰酸背痛且腰膝酸软、发冷的症状，可拔罐命门穴缓解此症状。

❷ 下肢麻木——阴陵泉

穴位原理： 阴陵泉穴有健脾渗湿、益肾固精的作用，对于腰酸背痛且下肢麻木的症状，可拔罐阴陵泉穴缓解。

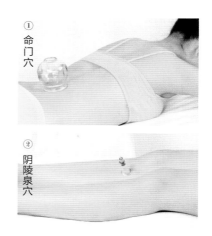

① 命门穴

② 阴陵泉穴

3　留罐次髎，疏通腰骶

○定位图

○操作图

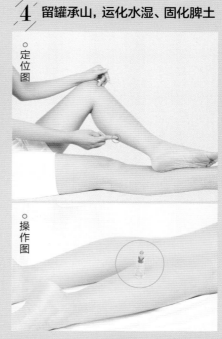

定位： 位于骶部，髂后上棘内下方，适对第二骶后孔处。

操作： 将气罐吸附在次髎穴上，留罐10分钟，以疼痛耐受为度。

4　留罐承山，运化水湿、固化脾土

○定位图

○操作图

定位： 位于小腿后面正中，足跟上提时腓肠肌肌腹下的尖角凹陷处。

操作： 将气罐吸附在承山穴上，留罐10分钟，以局部皮肤泛红、充血为度。

坐骨神经痛，强腰利膝通经络

坐骨神经痛指坐骨神经病变，沿腰、臀部、大腿后、小腿后外侧和足外侧发生的疼痛症状群。中医认为因正气虚弱，气血失调，营卫不固，风寒、湿热诸邪乘虚而入，阻滞经络而致脉络失养，不荣而痛。

扫码看视频

➤ **拔罐处方一：** 留罐 **阳陵泉** ＋留罐 **承山**

拔罐疗法

1 留罐阳陵泉，通经止痛

○定位图

○操作图

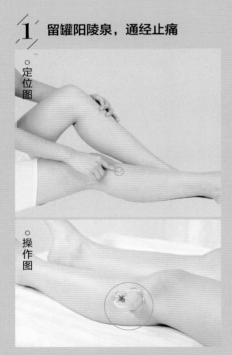

定位： 位于小腿外侧，腓骨头前下方凹陷处。

操作： 将气罐吸附在阳陵泉穴上，留罐10～15分钟，调节负压吸引力度，以疼痛耐受为度。

2 留罐承山，舒筋活络、调经理血

○定位图

○操作图

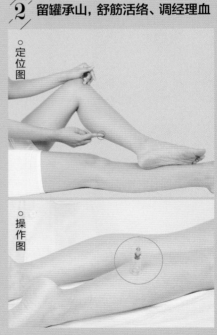

定位： 位于小腿后面正中，委中穴与昆仑穴之间，伸直小腿时，腓肠肌肌腹下出现尖角凹陷处。

操作： 将火罐扣在承山穴上，留罐10分钟，以局部皮肤潮红为度。

🍃 注意事项 🍃

①急性疼痛期不宜拔罐理疗。

②硬板床休息，可坚持做床上体操。劳逸结合，生活规律化，适当参加各种体育活动。

③活动时注意保护腰部和患肢，内衣汗湿后要及时换洗，防止潮湿的衣服在身上被焐干。

➤ **拔罐处方二：** 留罐 （腰阳关） + 留罐 （悬钟）

拔罐疗法

1 留罐腰阳关，温阳通络

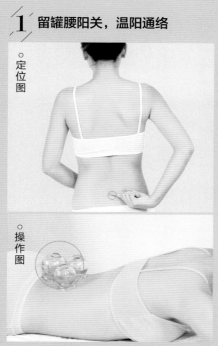

○定位图

○操作图

定位： 位于第四腰椎棘突下凹陷处，后正中线上，约与髂棘相平。
操作： 将火罐扣在腰阳关穴上，留罐10分钟。

2 留罐悬钟，舒筋活络、调经理血

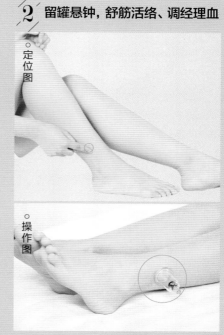

○定位图

○操作图

定位： 位于小腿外侧，外踝尖上3寸，腓骨前缘。
操作： 将气罐吸附在悬钟穴上，留罐10分钟，以局部皮肤有少量瘀血为度。

膝关节炎，强健腰膝祛风湿

扫码看视频

膝关节炎是软骨退行性病变和关节边缘骨赘的慢性进行性退化性疾病。中医认为是由于风、寒、湿、瘀等邪气闭阻经络，影响气血运行，导致肢体、筋骨、肌肉等处发生疼痛或酸楚麻木的一种疾病。

拔罐处方： 留罐 (鹤顶) ＋留罐 (犊鼻) ＋留罐 (梁丘) ＋留罐 (委中)

拔罐疗法

1 留罐鹤顶，通利关节、祛风除湿

○定位图

○操作图

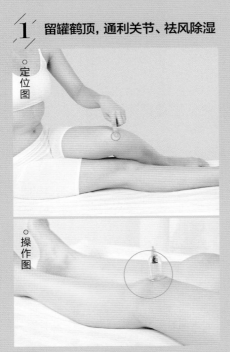

定位： 位于膝上部，髌底的中点上方凹陷处。

操作： 将气罐吸附在鹤顶穴上，留罐10分钟，以局部皮肤有抽紧感为度。

2 留罐犊鼻，通经活络、疏风散寒

○定位图

○操作图

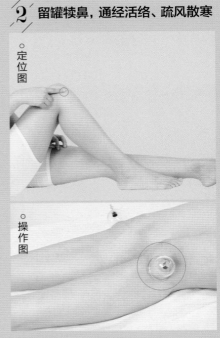

定位： 位于膝部，髌骨与髌韧带外侧凹陷处。

操作： 将气罐吸附在犊鼻穴上，留罐10分钟，力度稍重，以免气罐脱落。

❀ 随证加穴拔罐 ❀

❶ 下肢痿痹——足三里

穴位原理：足三里穴有活血化瘀、疏通经络的作用，对膝关节炎的下肢痿痹症状，加拔罐足三里穴可有效疏通经络，调活气血。

❷ 膝关节红肿，痛不可触——曲池

穴位原理：曲池穴有清热和营、降逆活络的功效，膝关节红肿，痛不可触，加拔罐曲池穴可以有效缓解以上症状，减轻疼痛感。

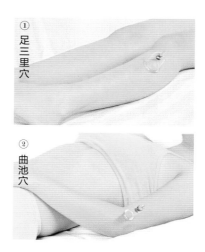
① 足三里穴
② 曲池穴

3 留罐梁丘，祛风化湿、通经活络

○定位图

○操作图

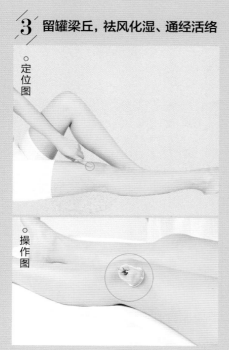

定位：位于髂前上棘与髌底外侧端的连线上，髌底上2寸。
操作：将气罐吸附在梁丘穴上，留罐10分钟，以局部皮肤泛红、充血为度。

4 留罐委中，舒筋活络、祛除风湿

○定位图

○操作图

定位：位于腘横纹中点，股二头肌腱与半腱肌肌腱的中间。
操作：将气罐吸附在委中穴上，留罐10分钟，以局部皮肤有少量瘀血为度。

小腿抽筋，止痛除抽搐

小腿抽筋是肌肉自发性的强直性收缩现象，发作时会有酸胀或剧烈的疼痛。中医认为寒主收引，当人体卫外功能不足时，会使寒气入侵，造成小腿抽筋，也因人体气血不足、寒湿侵袭、局部肌肉过劳所致。

扫码看视频

➥ **拔罐处方：** 闪罐 命门 + 留罐 肾俞 + 留罐 阳陵泉 + 留罐 委中 + 留罐 承山 + 留罐 三阴交

拔罐疗法

1 闪罐命门，温和肾阳、健腰益肾

○定位图

○操作图

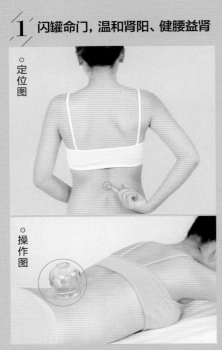

定位： 位于腰部，后正中线上，第二腰椎棘突下凹陷处。
操作： 将火罐扣在命门穴上，拔上后立即取下，一拔一取，如此反复吸拔，闪罐20次。

2 留罐肾俞，培补肾元

○定位图

○操作图

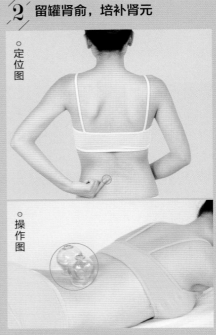

定位： 位于腰部，第二腰椎棘突下，旁开1.5寸。
操作： 将火罐扣在肾俞穴上，拔上后立即取下，一拔一取，如此反复吸拔，闪罐30次。

❀ 随证加穴拔罐 ❀

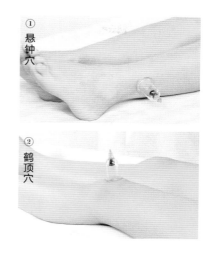

① 悬钟穴

② 鹤顶穴

❶ 下肢酸软无力——悬钟

穴位原理：悬钟穴有泄胆火、清髓热、祛风湿、通经络的作用， 对于小腿抽筋引起的下肢酸软无力症状能有效缓解。

❷ 膝关节疼痛——鹤顶

穴位原理：鹤顶穴有通利关节的功效，对于小腿抽筋导致的膝关节疼痛症状能有效缓解。

⟋3 留罐阳陵泉，解痉止痛

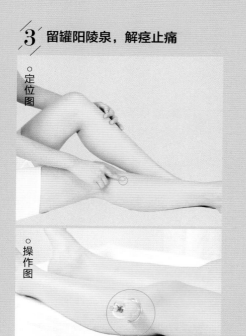

。定位图

。操作图

定位： 位于小腿外侧，腓骨头前下方凹陷处。

操作： 将气罐吸附在阳陵泉穴上，留罐10～15分钟，调节负压吸引力度，以疼痛耐受为度。

⟋4 留罐委中，疏通肢体经络

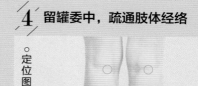

。定位图

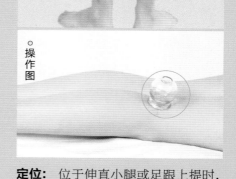

。操作图

定位： 位于伸直小腿或足跟上提时，腓肠肌肌腹下出现的尖角凹陷处。

操作： 将火罐扣在委中穴上，留罐10～15分钟，调节负压吸引力度，以疼痛耐受为度。

❊ 膳食调理经验方 ❊

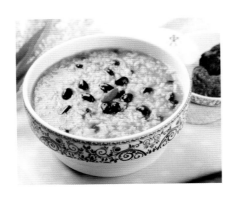

地黄牛膝黑豆粥——祛风止痉

材料： 何首乌10克，银杏叶5克，钩藤8克。

制作方法：

①砂锅中注入适量清水烧开，放入上述材料，大火烧开后改用小火煮30分钟。

②揭开盖，将药材及杂质捞干净，把煮好的药茶盛出，装入碗中，待稍微放凉即可。

---

5 留罐承山，理气止痛、舒筋活络

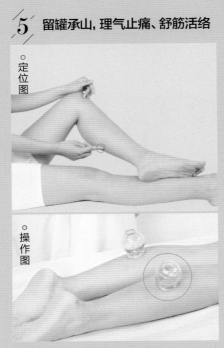

○定位图

○操作图

定位： 位于前臂背侧，阳池穴与肘尖的连线上，腕背横纹上2寸。

操作： 将火罐扣在承山穴上，留罐10分钟，调节负压吸引力度，以疼痛耐受为度。

6 留罐三阴交，健脾理血益肝肾

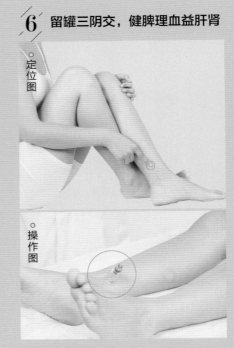

○定位图

○操作图

定位： 位于小腿内侧，足内踝尖上3寸，胫骨内侧缘后方。

操作： 将气罐吸附在三阴交穴上，留罐15分钟，以局部皮肤充血为度。

网球肘，活血舒筋少酸胀

　　网球肘是指手肘外侧肌腱疼痛发炎，多见于泥瓦工、木工等从事单纯臂力收缩运动工作的人群。拔罐可有效刺激局部神经回路，促进血液循环，令气能载血，血能荣筋，肌肉筋骨皆得以濡养。

扫码看视频

▶ **拔罐处方：** 留罐 尺泽 ＋留罐 手三里

拔罐疗法

1 留罐尺泽，疏通肢体经络

○定位图

○操作图

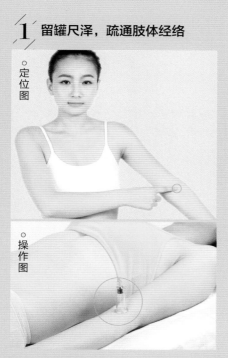

定位： 位于肘横纹中，肱二头肌腱桡侧凹陷处。

操作： 将气罐吸附在尺泽穴上，留罐10分钟，吸附力宜稍大，以免气罐中途脱落。

2 留罐手三里，行气、活血、通络

○定位图

○操作图

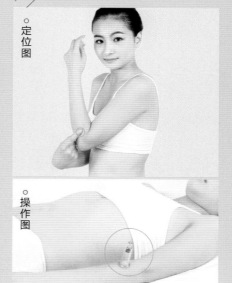

定位： 位于前臂背面桡侧，阳溪穴与曲池穴连线上，肘横纹下2寸。

操作： 将气罐吸附在手三里穴上，留罐10分钟，吸引力度，以疼痛耐受为度。

风湿性关节炎，健脾化湿有奇效

风湿性关节炎是一种急性或慢性结缔组织性炎症，以病变局部呈现红、肿、灼热，肌肉游走性酸楚、疼痛为特征。中医认为居处潮湿、触冒风雨等是产生痹证的外因；素体虚弱、气血不足、腠理不密是内因。

扫码看视频

➤ **拔罐处方一：** 闪罐 **大椎** ＋留罐 **手三里**

拔罐疗法

1 闪罐大椎，疏通经气、散寒除湿

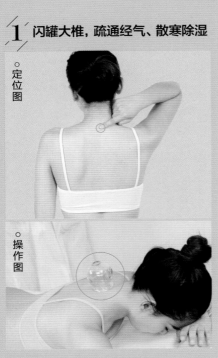

○定位图

○操作图

定位： 位于后正中线上，第七颈椎棘突下凹陷处。

操作： 将火罐扣在大椎穴上，拔上后立即取下，一拔一取，如此反复吸拔，闪罐30次。

2 留罐手三里，疏通经络

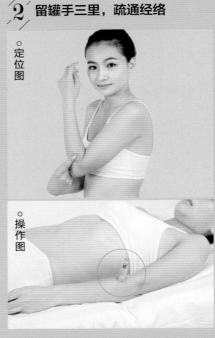

○定位图

○操作图

定位： 位于前臂背面桡侧，阳溪穴与曲池穴连线上，肘横纹下2寸。

操作： 将气罐吸附在手三里穴上，留罐10分钟，以局部皮肤充血为佳。

⚘ 注意事项 ⚘

①经常参加体育锻炼，如保健体操、练气功、太极拳、做广播体操、散步等。

②炎症发作期禁止拔罐理疗。

③饮食不可偏嗜，要有节制。在急性期或急性发作，关节红肿热痛时，不宜进食辛辣刺激的食物。

➡ **拔罐处方二：** 留罐 尺泽 + 留罐 曲池 + 留罐 鹤顶 + 留罐 犊鼻

拔罐疗法

1 留罐尺泽，疏通肢体经络

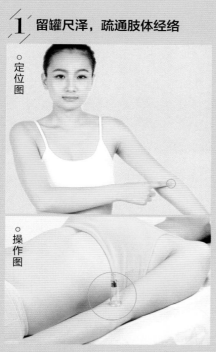

○定位图

○操作图

定位： 位于肘横纹中，肱二头肌腱桡侧凹陷处。

操作： 将气罐吸附在尺泽穴上，留罐10分钟，吸附力宜稍大，以免气罐中途脱落。

2 留罐曲池，降逆活络

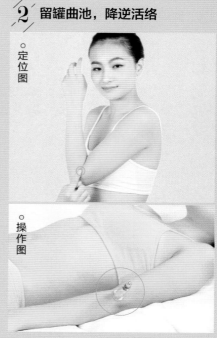

○定位图

○操作图

定位： 位于肘横纹外侧端，屈肘时，尺泽穴与肱骨外上髁的连线中点。

操作： 将气罐吸附在曲池穴上，留罐10分钟，调节负压吸引力度，以疼痛耐受为度。

❧ 膳食调理经验方 ❧

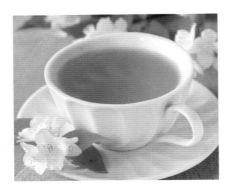

荷叶薏仁利水饮——通络止痛

材料： 荷叶10克，薏苡仁15克，玉米须15克。

制作方法：

① 将荷叶、薏苡仁、玉米须略洗，放入锅中，加适量清水，大火煮开后转小火续煮40分钟。

② 倒入杯中，代茶饮。

---

3 留罐鹤顶，通利关节、祛风除湿

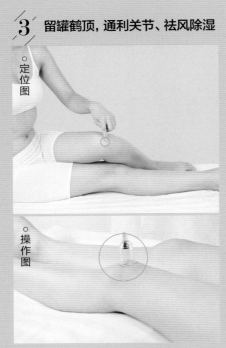

○ 定位图

○ 操作图

定位： 位于膝上部，髌底的中点上方凹陷处。

操作： 将气罐吸附在鹤顶穴上，留罐10分钟，以局部皮肤有抽紧感为度。

4 留罐犊鼻，通经活络、疏风散寒

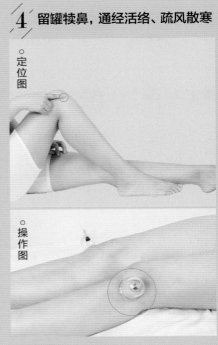

○ 定位图

○ 操作图

定位： 位于膝部，髌骨与髌韧带外侧凹陷处。

操作： 将气罐吸附在犊鼻穴上，留罐10分钟，力度稍重，以免气罐脱落。

7
CHAPTER

温阳散寒调气血，拔去夫妻难言之隐

工作压力与生活环境对现阶段人们的生殖健康造成了很大的影响，泌尿生殖系统疾病不仅降低个人的生活质量与工作效率，而且会严重影响家庭和谐。拔罐可调补精血、疏通经络，对生殖系统疾病有显著的疗效。不用到处寻医问药，在家就能治好难言之隐。

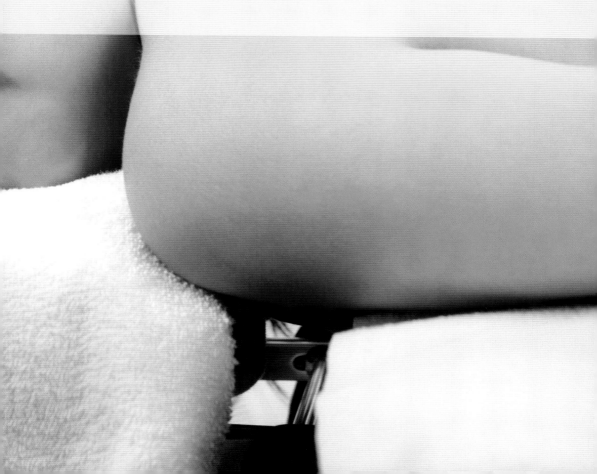

月经不调，补益气调精血

月经不调是指月经的周期、经色、经量、经质发生了改变。月经不调往往是脏腑功能失常、气血失调或者气血不足引起的，中医认为本病多由肾虚而致冲任功能失调，或肝不藏血、脾虚不能生血等造成。

扫码看视频

➡ **拔罐处方一：** 留罐 大椎 ＋留罐 关元 ＋留罐 肾俞 ＋留罐 血海

拔罐疗法

1 留罐大椎，培补元气、通调经络

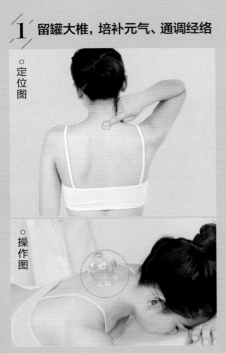

○定位图

○操作图

定位： 位于后正中线上，第七颈椎棘突下凹陷处。

操作： 将火罐扣在大椎穴上，留罐15分钟，以局部皮肤泛红、充血为度。

2 留罐关元，培补肾元、理气和血

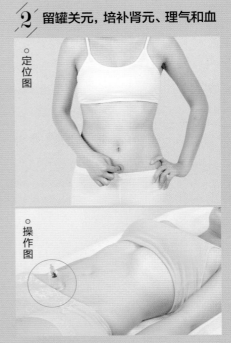

○定位图

○操作图

定位： 位于下腹部，前正中线上，脐中下3寸。

操作： 将气罐吸附在关元穴上，留罐10～15分钟，调节负压吸引力度，以疼痛耐受为度。

❧ 膳食调理经验方 ❧

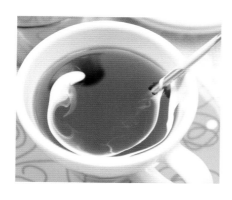

山茱萸五味子茶——涩精固经

材料： 山茱萸、五味子各8克，冰糖适量。

制作方法：

①将山茱萸、五味子略洗，放入锅中，加适量清水，大火煮开后转小火续煮15分钟。

②倒入杯中，代茶饮。

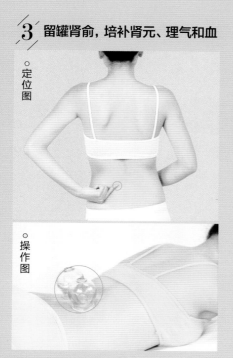

3 留罐肾俞，培补肾元、理气和血

○定位图

○操作图

定位： 位于腰部，第二腰椎棘突下，旁开1.5寸。

操作： 将火罐扣在肾俞穴上，留罐10～15分钟，调节负压吸引力度，以疼痛耐受为度。

4 留罐血海，健脾化湿、补血益气

○定位图

○操作图

定位： 将腿绷直，在膝盖侧会出现一个凹陷的地方，在凹陷的上方有一块隆起的肌肉的顶端。

操作： 将火罐扣在血海穴上，留罐15分钟，调节负压吸引力度，以疼痛耐受为度。

145

❧ 注意事项 ❧

①防止受寒：一定要注意，经期勿冒雨涉水，无论何时都要避免小腹受寒。

②多吃含有铁和滋补性的食物：补充足够的铁质，以免发生缺铁性贫血。多食用乌骨鸡、羊肉、鱼子、青虾等滋补性的食物。

➦ **拔罐处方二：** 留罐 气海 +留罐 次髎 +留罐 肝俞 +留罐 三阴交

拔罐疗法

1 留罐气海，益气助阳、调经固经

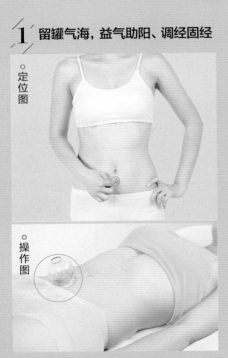

○定位图

○操作图

2 留罐次髎，调经止痛、补肾壮阳

○定位图

○操作图

定位： 位于下腹部，前正中线上，脐中下1.5寸。

操作： 将火罐吸附在气海穴上，留罐10分钟，至被拔罐部位充血、少量瘀血拔出即可。

定位： 位于骶部，髂后上棘内下方，适对第二骶后孔处。

操作： 将气罐吸拔在次髎穴上，留罐10分钟，注意吸附力宜稍大，以免气罐中途脱落。

❧ 随证加穴拔罐 ❧

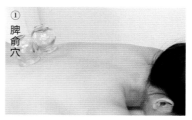

脾俞穴

❶ 心悸，气短，饮食欠佳——脾俞

穴位原理： 脾俞穴有健脾和胃、利湿升清的作用，加拔罐脾俞穴可有效缓解月经不调导致的心悸、气短、饮食欠佳的症状。

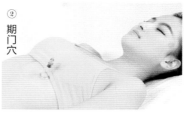

期门穴

❷ 经乱不畅，乳房胀痛——期门

穴位原理： 期门穴有疏肝健脾、理气活血的功效，加拔罐期门穴可有效缓解经乱不畅、乳房胀痛的症状。

3 留罐肝俞，疏肝理气、养血活血

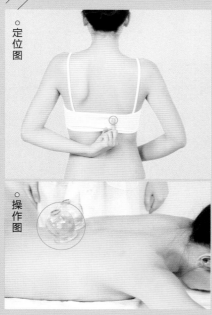

○定位图

○操作图

定位： 位于背部，第九胸椎棘突下，旁开1.5寸。

操作： 将火罐扣在肝俞穴上，留罐15分钟，调节负压吸引力度，以疼痛耐受为度。

4 留罐三阴交，健脾利湿

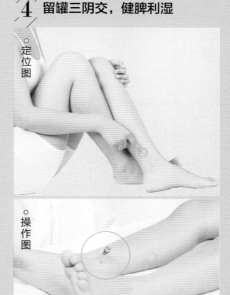

○定位图

○操作图

定位： 位于小腿内侧，足内踝尖上3寸，胫骨内侧缘后方。

操作： 将气罐吸附在三阴交穴上，留罐10分钟，以局部皮肤泛红、充血为度。

闭经，益气助阳调经血

闭经是指妇女应有月经而超过一定时限仍未来潮者。中医学认为本病分为虚实两端：虚者因肝肾不足、气血虚弱所致；实者因气滞血瘀、寒凝气结所致。

扫码看视频

➥ **拔罐处方：** 留罐 (肝俞) ＋留罐 (肾俞) ＋留罐 (关元) ＋留罐 (阴陵泉)

拔罐疗法

1 留罐肝俞，疏肝理气、养血活血

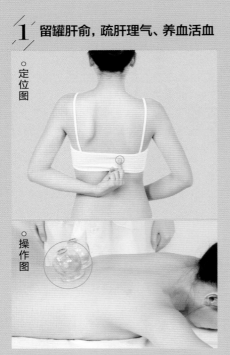

○定位图

○操作图

定位： 位于背部，第九胸椎棘突下，旁开1.5寸。

操作： 将火罐扣在肝俞穴上，留罐15分钟，调节负压吸引力度，以疼痛耐受为度。

2 留罐肾俞，培补肾元、理气和血

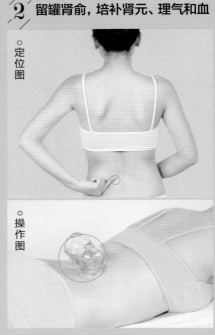

○定位图

○操作图

定位： 位于腰部，第二腰椎棘突下，旁开1.5寸。

操作： 将火罐扣在肾俞穴上，留罐15分钟，调节负压吸引力度，以疼痛耐受为度。

❧ 随证加穴拔罐 ❧

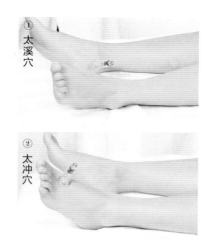

① 太溪穴

② 太冲穴

❶ 潮热盗汗——太溪

穴位原理： 太溪穴有壮阳强腰、滋阴益肾的功效，加拔罐太溪穴可有效缓解因闭经引起的潮热、盗汗的症状。

❷ 舌质紫暗，小腹胀痛拒按——太冲

穴位原理： 太冲穴有平肝理血、清利下焦的作用，加拔罐太冲穴可有效缓解闭经引起的舌质紫黯、小腹胀痛的症状。

---

3 留罐关元，培补元气、理气和血

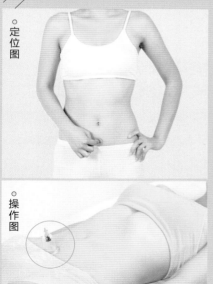

○ 定位图

○ 操作图

定位： 位于下腹部，前正中线上，脐中下3寸。

操作： 将气罐吸附在关元穴上，留罐15分钟，调节负压吸引力度，以疼痛耐受为度。

4 留罐阴陵泉，益肾固精

○ 定位图

○ 操作图

定位： 位于小腿内侧，胫骨内侧髁后下方凹陷处。

操作： 将气罐吸附在阴陵泉穴上，留罐10分钟，调节负压吸引力度，以疼痛耐受为度。

带下病，强腰利湿调经带

带下病指阴道分泌或多或少的白色分泌物，有臭味及异味，色泽异常，常与生殖系统局部炎症、肿瘤或身体虚弱等因素有关。中医学认为本病多因湿热下注或气血亏虚使带脉失约、冲任失调所致。

扫码看视频

👉 **拔罐处方：** 留罐 肾俞 ＋ 闪罐 腰阳关 ＋ 留罐 十七椎 ＋ 留罐 三阴交

拔罐疗法

1 留罐肾俞，益肾助阳

○定位图

○操作图

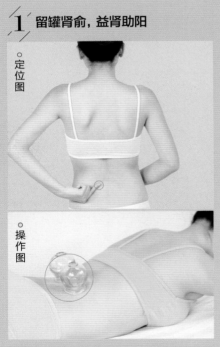

定位： 位于腰部，第二腰椎棘突下，旁开1.5寸。

操作： 将火罐扣在肾俞穴上，留罐10分钟，以局部皮肤泛红、充血为度。

2 闪罐腰阳关，温阳通络

○定位图

○操作图

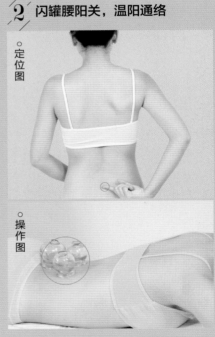

定位： 位于腰部，后正中线上，第四腰椎棘突下凹陷处。

操作： 将火罐扣在腰阳关穴上，拔上后立即取下，一拔一取，如此反复吸拔，闪罐30次。

❁ 随证加穴拔罐 ❁

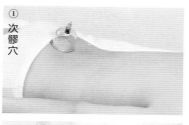

① 次髎穴

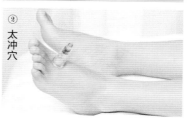

② 太冲穴

❶ 带下色黄，身热尿赤——次髎

穴位原理： 次髎穴有补益下焦、强腰利湿的功效，对于带下色黄、身热尿赤的症状，可加拔罐次髎穴缓解。

❷ 阴部瘙痒——太冲

穴位原理： 太冲穴有平肝理血、清利下焦的作用，对于阴部瘙痒的症状，可加拔罐太冲穴有效缓解。

---

3 留罐十七椎，利湿止带

○定位图

○操作图

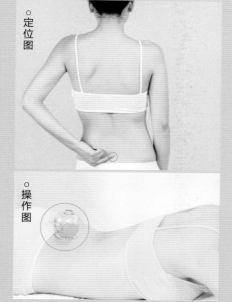

定位： 位于腰部，后正中线上，第五腰椎棘突下凹陷处。

操作： 将火罐扣在十七椎穴上，留罐10分钟，注意吸附力不宜过大。

4 留罐三阴交，调理脾、肝、肾

○定位图

○操作图

定位： 位于小腿内侧，足内踝尖上3寸，胫骨内侧缘后方。

操作： 将气罐吸附在三阴交穴上，留罐10分钟，调节负压吸引力度，以疼痛耐受为度。

慢性盆腔炎，强腰和血祛寒湿

慢性盆腔炎是女性内生殖器官、周围结缔组织及盆腔腹膜发生慢性炎症，反复发作，经久不愈，常因急性炎症治疗不彻底或因患者体质差，病情迁移所致。中医学认为这是气滞血瘀、肾气不足的虚实夹杂证。

扫码看视频

拔罐处方一： 留罐 关元 + 留罐 气海 + 留罐 肾俞 + 留罐 三阴交

拔罐疗法

1 留罐关元，培补元气、理气和血

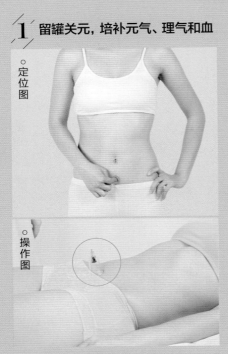

◦定位图

◦操作图

定位： 位于下腹部，前正中线上，脐中下3寸。

操作： 将火罐扣在关元穴上，留罐10～15分钟，调节负压吸引力度，以疼痛耐受为度。

2 留罐气海，益气助阳、调经固经

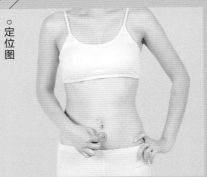

◦定位图

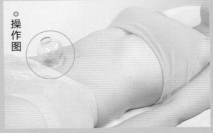

◦操作图

定位： 位于下腹部，前正中线上，脐中下1.5寸。

操作： 将火罐吸附在气海穴上，留罐10分钟，至被拔罐部位充血、少量瘀血拔出即可。

❧ 膳食调理经验方 ❧

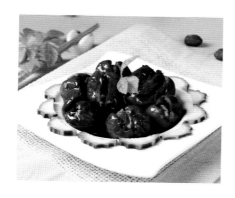

蒸红枣莲子——祛湿止带

材料： 红枣、莲子各50克。

制作方法：

①将红枣去核、洗净，与洗净的莲子一同装盘待用。

②将红枣、莲子放入蒸锅中蒸熟即可。

3　留罐肾俞，益肾助阳

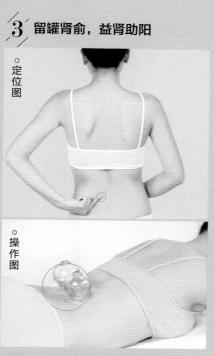

○定位图

○操作图

定位： 位于腰部，第二腰椎棘突下，旁开1.5寸。

操作： 将火罐扣在肾俞穴上，留罐10分钟，以局部皮肤泛红、充血为度。

4　留罐三阴交，健脾胃、理气血

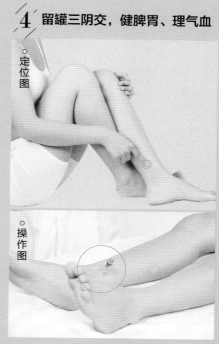

○定位图

○操作图

定位： 位于小腿内侧，足内踝尖上3寸，胫骨内侧缘后方。

操作： 将气罐吸附在三阴交穴上，留罐10分钟，调节负压吸引力度，以疼痛耐受为度。

❧ 注意事项 ❧

①避免不必要的妇科检查，以免扩大感染，引起炎症扩散。

②月经期忌房事，以免感染。月经垫要注意清洁卫生，最好用消毒卫生纸。

➡ **拔罐处方二：** 留罐 **大椎** + 留罐 **膈俞** + 留罐 **曲池** + 留罐 **水泉**

拔罐疗法

1 留罐大椎，培补元气、通调经络

○定位图

○操作图

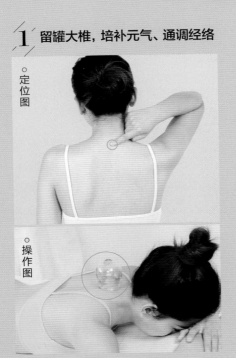

定位： 位于后正中线上，第七颈椎棘突下凹陷处。

操作： 将火罐扣在大椎穴上，留罐10分钟，以局部皮肤泛红、充血为度。

2 留罐膈俞，养血和营、行气通络

○定位图

○操作图

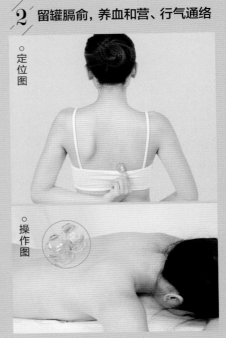

定位： 位于背部，第七胸椎棘突下，旁开1.5寸。

操作： 将火罐扣在膈俞穴上，留罐15分钟，以局部皮肤泛红、充血为度。

随证加穴拔罐

❶ 神疲倦怠，夜寐不宁——心俞

穴位原理： 心俞穴有宽胸理气、通络安神的功效，加拔罐心俞穴可有效缓解慢性盆腔炎引起的神疲倦怠、夜寐不宁的症状。

❷ 腹痛，经行可见血块——血海

穴位原理： 血海穴有健脾化湿、调经统血的作用，对于慢性盆腔炎引起的腹痛以及经行可见血块的症状，拔罐血海穴可有效缓解。

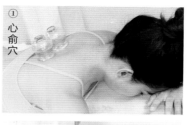
① 心俞穴

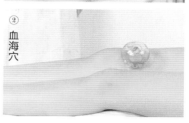
② 血海穴

3 留罐曲池，清热和营、降逆活络

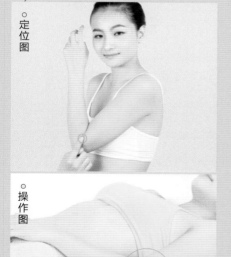
。定位图

。操作图

定位： 位于肘横纹外侧端，屈肘时，尺泽穴与肱骨外上髁连线中点。
操作： 将气罐吸附在曲池穴上，留罐10分钟，以局部皮肤有少量瘀血为度。

4 留罐水泉，清热益肾、通经活络

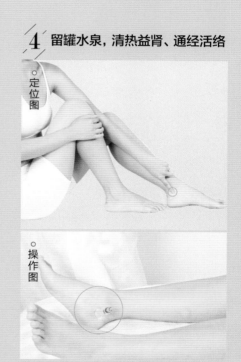
。定位图

。操作图

定位： 位于足内侧，内踝后下方，太溪穴直下1寸。
操作： 将气罐吸附在水泉穴上，留罐10分钟，以局部皮肤有抽紧感为佳。

子宫脱垂，固本培元护子宫

子宫脱垂是指子宫从正常位置沿阴道向下移位。中医学认为，子宫脱垂多由气虚、肾虚所致，治疗应本着《黄帝内经》所言"虚者补之，陷者举之"的原则，以益气升提、补肾固脱为主。

扫码看视频

➤ **拔罐处方：** 留罐 气海 ＋留罐 关元 ＋留罐 足三里 ＋留罐 三阴交

拔罐疗法

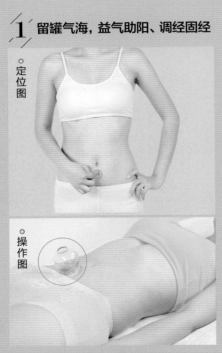

1 留罐气海，益气助阳、调经固经

○ 定位图

○ 操作图

定位： 位于下腹部，前正中线上，脐中下1.5寸。

操作： 将火罐扣在气海穴上，留罐10分钟，以局部皮肤潮红为度。

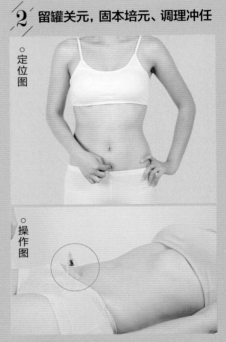

2 留罐关元，固本培元、调理冲任

○ 定位图

○ 操作图

定位： 位于下腹部，前正中线上，脐中下3寸。

操作： 将气罐吸附在关元穴上，留罐10分钟，以局部皮肤有少量瘀血为度。

❦ 随证加穴拔罐 ❦

❶ 腰腹冷痛——腰阳关

穴位原理： 腰阳关穴有健脾和胃、利湿升清的功效，加拔罐腰阳关穴能有效缓解子宫脱垂引起的腰腹冷痛的症状。

❷ 白带清稀，食少便溏——脾俞

穴位原理： 脾俞穴有除湿降浊、强健腰肌的功效，加拔罐脾俞穴能有效缓解子宫脱垂引起的白带清晰、食少便溏的症状。

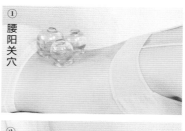
① 腰阳关穴

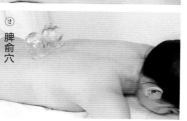
② 脾俞穴

3 留罐足三里，扶正培元

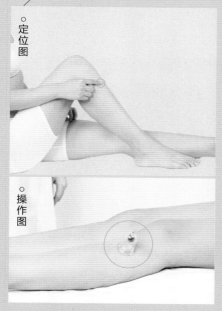
○ 定位图

○ 操作图

定位： 位于小腿前外侧，犊鼻穴下3寸，距胫骨前缘一横指。
操作： 将气罐吸附在足三里穴上，留罐10分钟，以局部皮肤有少量瘀血为度。

4 留罐三阴交，调理冲任固胞脉

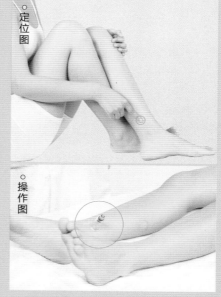
○ 定位图

○ 操作图

定位： 位于小腿内侧，足内踝尖上3寸，胫骨内侧缘后方。
操作： 将气罐吸附在三阴交穴上，留罐10～15分钟，调节负压吸引力度，以疼痛耐受为度。

前列腺炎，清热利湿益肾阳

前列腺炎是成年男性常见病之一，以尿道刺激症状和慢性盆腔疼痛为主要表现。中医学认为本病多由于下焦湿热、膀胱功能失调引起，肾阴亏虚、肾阳不足及脾虚也与本病关系密切。

扫码看视频

➤ **拔罐处方一：** 留罐 肾俞 ＋留罐 阴陵泉 ＋ 留罐 三阴交 ＋留罐 太溪

拔罐疗法

1 留罐肾俞，补肾利尿

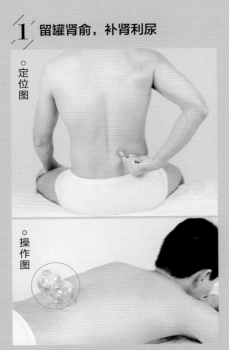

○定位图

○操作图

定位： 位于腰部，第二腰椎棘突下，旁开1.5寸。

操作： 将火罐扣在肾俞穴上，留罐15分钟，以局部皮肤有少量瘀血为度。

2 留罐阴陵泉，清利下焦湿热

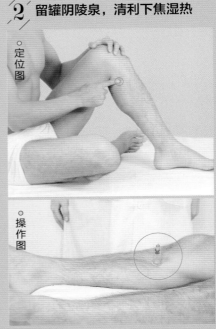

○定位图

○操作图

定位： 位于小腿内侧，胫骨内侧髁后下方凹陷处。

操作： 将气罐吸附在阴陵泉穴上，留罐15分钟，以局部皮肤充血为佳。

❧ 膳食调理经验方 ❧

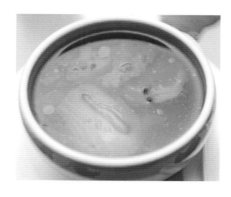

蛤蜊牛膝车前子汤——滋阴益肾

材料： 蛤蜊500克，牛膝10克，车前子20克，盐适量。

制作方法：

①将蛤蜊、牛膝、车前子洗净，放入锅中。大火煮开后转小火煮20分钟。

②加盐调味，盛出即可食用。

3 留罐三阴交，健脾利湿补肝肾

○定位图

○操作图

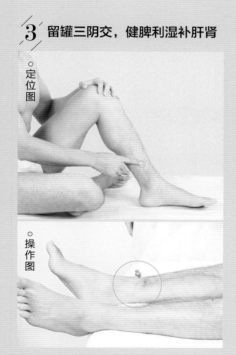

定位： 位于小腿内侧，足内踝尖上3寸，胫骨内侧缘后方。

操作： 将气罐吸附在三阴交穴上，留罐15分钟，以局部皮肤泛红、充血为度。

4 留罐太溪，滋阴补肾、行气通络

○定位图

○操作图

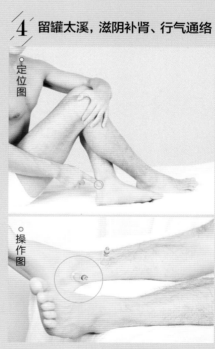

定位： 位于足内侧，内踝后方，内踝尖与跟腱之间的凹陷处。

操作： 将气罐吸附在太溪穴上，留罐10分钟，调节负压吸引力度，以疼痛耐受为度。

⤷ 注意事项 ⤶

①保持适度的性生活：预防前列腺肥大，需要从青壮年开始注意，关键是性生活要适度，不纵欲也不禁欲。

②注意饮食起居：养成规律的生活习惯，忌食辛辣刺激性食物，戒烟酒，防止过度疲劳，防受凉感冒。要多饮水，以强化利尿。

➤ **拔罐处方二：** 留罐 气海 + 留罐 命门 + 闪罐 腰阳关 + 留罐 足三里

拔罐疗法

1 留罐气海，行气导滞

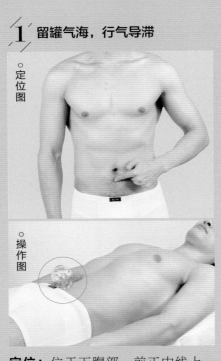

○定位图
○操作图

定位： 位于下腹部，前正中线上，脐中下1.5寸。
操作： 将火罐扣在气海穴上，留罐10分钟，以局部皮肤潮红为度。

2 留罐命门，温和肾阳、健腰益肾

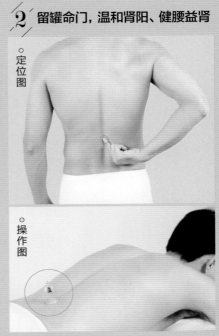

○定位图
○操作图

定位： 位于腰部，后正中线上，第二腰椎棘突下凹陷处。
操作： 将气罐吸附在命门穴上，留罐10分钟，注意吸附力宜稍大，以免气罐中途脱落。

随证加穴拔罐

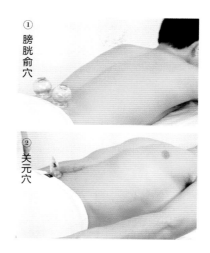

① 膀胱俞穴

② 关元穴

❶ 小便不畅，烦热口渴——膀胱俞

穴位原理： 膀胱俞穴有清热、利湿的功效。对于前列腺炎引起的小便不畅、烦热口渴的症状，加拔罐膀胱俞穴可有效缓解。

❷ 遗精，阳痿——关元

穴位原理： 关元穴有培补元气、导赤通淋的作用，对于前列腺炎引起的遗精、阳痿症状，加拔罐关元穴可有效缓解。

3 闪罐腰阳关，通阳利水

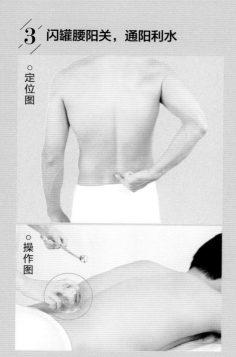

○ 定位图

○ 操作图

定位： 位于第四腰椎棘突下凹陷处，后正中线上，约与髂棘相平。

操作： 将火罐扣在腰阳关穴上，拔上后立即取下，一拔一取，如此反复吸拔，闪罐20次。

4 留罐足三里，行气活血

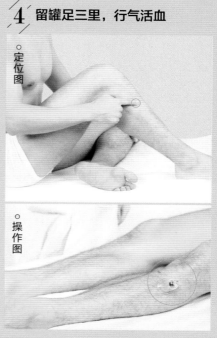

○ 定位图

○ 操作图

定位： 位于小腿前外侧，犊鼻穴下3寸，距胫骨前缘一横指。

操作： 将气罐吸附在足三里穴上，留罐10分钟，以局部皮肤有少量瘀血为度。

尿道炎，强腰利水祛湿热

尿道炎是由尿道损伤、尿道内有异物、尿道梗阻出现炎症或性生活不洁等原因引起的尿道细菌感染。中医学认为本病是由湿热毒邪侵犯下焦，伤及泌尿生殖系统，继而出现气血瘀阻、脾肾亏损等证候。

扫码看视频

➤ **拔罐处方一：** 闪罐 肾俞 ＋留罐 气海 ＋闪罐 腰阳关 ＋留罐 阴陵泉

拔罐疗法

1 闪罐肾俞，疏利膀胱气机

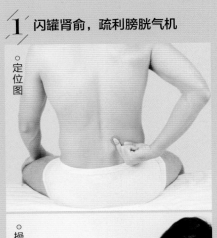

○定位图

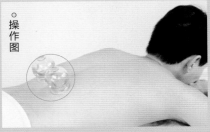

○操作图

定位： 位于腰部，第二腰椎棘突下，旁开1.5寸。

操作： 将火罐扣在肾俞穴上，拔上后立即取下，一拔一取，如此反复吸拔，闪罐20次。

2 留罐气海，行气导滞

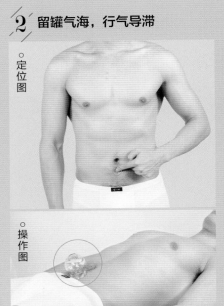

○定位图

○操作图

定位： 位于下腹部，前正中线上，脐中下1.5寸。

操作： 将火罐扣在气海穴上，留罐10分钟，以局部皮肤泛红、充血为度。

🎀 随证加穴拔罐 🎀

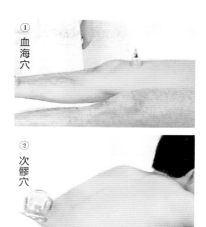

① 血海穴

② 次髎穴

❶ 尿中带血——血海

穴位原理： 血海穴有调血、祛风、除湿的功效，对于尿道炎尿中带血的症状，可加罐血海穴有效缓解。

❷ 尿赤浑浊——次髎

穴位原理： 次髎穴有补益下焦、强腰利湿的作用，对于尿道炎中尿赤浑浊的症状，可加拔罐次髎穴缓解。

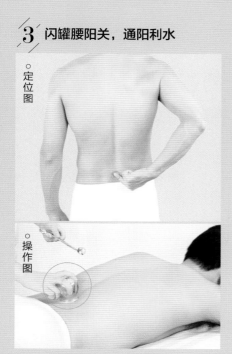

3 闪罐腰阳关，通阳利水

○ 定位图

○ 操作图

定位： 位于第四腰椎棘突下凹陷处，后正中线上，约与髂棘相平。

操作： 将火罐扣在腰阳关穴上，拔上后立即取下，一拔一取，如此反复吸拔，闪罐30次。

4 留罐阴陵泉，通利小便调气机

○ 定位图

○ 操作图

定位： 位于小腿内侧，胫骨内侧髁后下方凹陷处。

操作： 将气罐吸附在阴陵泉穴上，留罐10分钟，以局部皮肤充血为佳。

❦ 注意事项 ❦

①多喝水，促进排泄，口服消炎的药物。注意个人卫生，勤洗下体。

②未治愈前避免性行为，禁酒，不吃辛辣食物。家庭中做好必要的隔离，浴巾、脸盆、浴缸、便器等分开使用，或用后消毒。

➤ **拔罐处方二：** 走罐 三焦俞 + 留罐 膀胱俞 + 留罐 命门 + 留罐 昆仑

拔罐疗法

1 走罐三焦俞，调三焦、利水湿

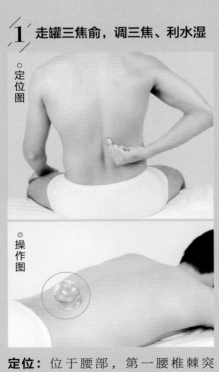

○定位图

○操作图

定位： 位于腰部，第一腰椎棘突下，旁开1.5寸。

操作： 将火罐扣在三焦俞穴上，沿膀胱经来回走罐10分钟，以局部皮肤泛红、充血为度。

2 留罐膀胱俞，疏调膀胱、通利水道

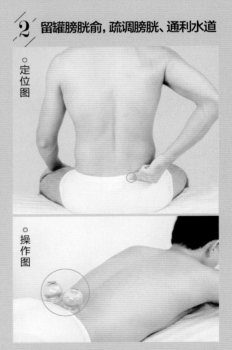

○定位图

○操作图

定位： 位于骶部，骶正中嵴旁开1.5寸，平第二骶后孔。

操作： 将火罐扣在膀胱俞穴上，留罐10～15分钟，调节负压吸引力度，以疼痛耐受为度。

❧ 随证加穴拔罐 ❧

❶ 尿血而痛——三阴交

穴位原理： 三阴交穴有健脾理血、益肾平肝的作用，加拔罐三阴交穴可有效缓解膀胱炎引起的尿血而痛的症状。

❷ 尿赤灼痛——阴陵泉

穴位原理： 阴陵泉穴有清脾理热、宣泄水液的功效，加拔罐阴陵泉穴可有效缓解膀胱炎引起的尿赤灼痛症状。

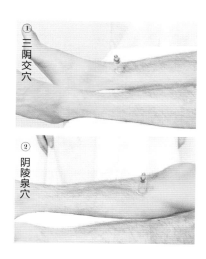

① 三阴交穴

② 阴陵泉穴

3 留罐命门，温和肾阳、健腰益肾

○ 定位图

○ 操作图

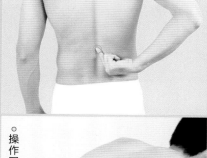

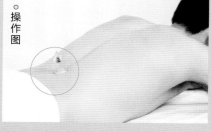

定位： 位于腰部，后正中线上，第二腰椎棘突下凹陷处。

操作： 将气罐吸附在命门穴上，留罐10分钟，注意吸附力宜稍大，以免气罐中途脱落。

4 留罐昆仑，安神清热、舒筋活络

○ 定位图

○ 操作图

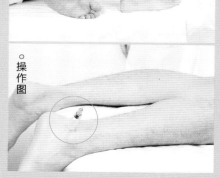

定位： 位于足部外踝后方，外踝尖与跟腱之间的凹陷处。

操作： 将气罐吸附在昆仑穴上，留罐15分钟，以局部皮肤有抽紧感为度。

早泄，益肾固精是关键

早泄指性交时间极短，或阴茎插入阴道就射精，随后阴茎即疲软，不能正常进行性交的一种病症。中医认为此病多由于房劳过度或频犯手淫，或体虚羸弱，虚损遗精日久，肾气不固，导致肾阴阳俱虚所致。

扫码看视频

👉 **拔罐处方：** 留罐 命门 ＋闪罐 肾俞 ＋留罐 足三里 ＋留罐 三阴交

拔罐疗法

1 留罐命门，补肾壮阳

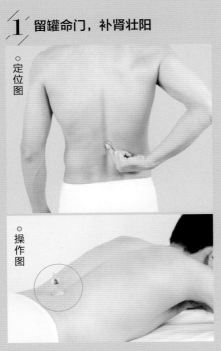

○定位图

○操作图

定位： 位于腰部，后正中线上，第二腰椎棘突下凹陷处。

操作： 将气罐吸附在命门穴上，留罐10分钟，以局部皮肤泛红、充血为度。

2 闪罐肾俞，益肾固精

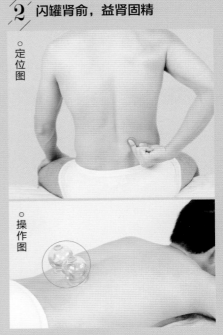

○定位图

○操作图

定位： 位于腰部，第二腰椎棘突下，旁开1.5寸。

操作： 将火罐扣在肾俞穴上，拔上后立即取下，一拔一取，如此反复吸拔，闪罐50次。

❧ 随证加穴拔罐 ❧

❶ 神疲倦怠，纳差——脾俞

穴位原理： 脾俞穴有健脾和胃、利湿升清的作用，加拔罐脾俞穴可有效缓解早泄引起的神疲倦怠、纳差的症状。

❷ 腰膝酸软——志室

穴位原理： 志室穴有补肾益精、通阳利尿的功效，加拔罐志室穴可缓解早泄引起的腰膝酸软的症状。

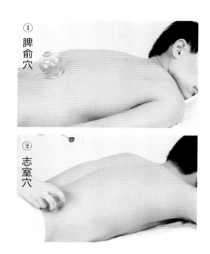

① 脾俞穴

② 志室穴

❸ 留罐足三里，行气活血、调补脾胃

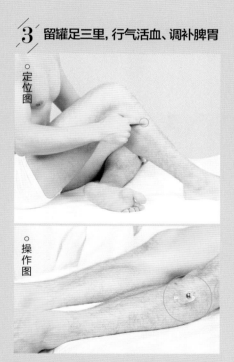

○ 定位图

○ 操作图

定位： 位于小腿前外侧，犊鼻穴下3寸，距胫骨前缘一横指。
操作： 将气罐吸附在足三里穴上，留罐10分钟，以局部皮肤有少量瘀血为度。

❹ 留罐三阴交，滋补肝肾

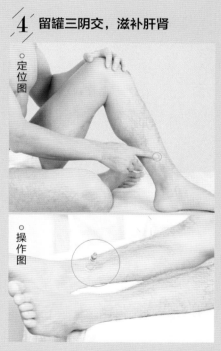

○ 定位图

○ 操作图

定位： 位于小腿内侧，足内踝尖上3寸，胫骨内侧缘后方。
操作： 将气罐吸附在三阴交穴上，留罐10分钟，调节负压吸引力度，以疼痛耐受为度。

阳痿，强腰健脊补肾元

阳痿是指在企图性交时，阴茎勃起硬度不足以插入阴道，或阴茎勃起硬度维持时间不足以完成满意的性生活的病症。中医认为此病多由于房劳过度或频犯手淫，或精神紧张、惊恐伤肾，或命门火衰导致。

扫码看视频

➡ **拔罐处方一：** 留罐 肾俞 ＋ 走罐 志室 ＋ 闪罐 腰阳关 ＋ 留罐 三阴交

拔罐疗法

1 留罐肾俞，补益元气、培元固本

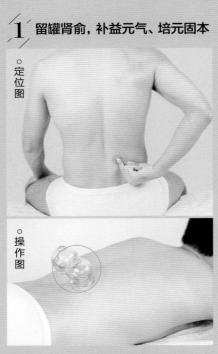

○定位图

○操作图

定位： 位于腰部，第二腰椎棘突下，旁开1.5寸。

操作： 将火罐扣在肾俞穴上，留罐10分钟，以局部皮肤泛红、充血为度。

2 走罐志室，温肾助阳

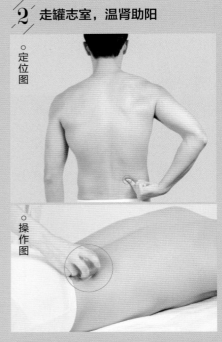

○定位图

○操作图

定位： 位于腰部，第二腰椎棘突下，旁开3寸。

操作： 将火罐扣在志室穴上，沿脊椎来回走罐5分钟，以局部皮肤泛红、充血为度。

⧉ 膳食调理经验方 ⧉

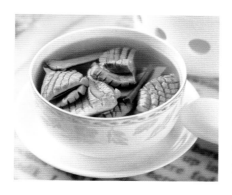

桑寄生炖猪腰——益肾强腰

材料： 桑寄生15克，猪腰500克，生姜适量，盐少许。

制作方法：

①将猪腰洗净剖开，去骚腺，切片。

②将猪腰片与桑寄生、姜生同放入炖盅内，加适量清水，加盖，隔水炖1小时，下盐调味。

---

3 闪罐腰阳关，温阳通络

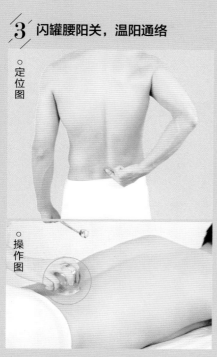

○ 定位图

○ 操作图

定位： 位于腰部，后正中线上，第四腰椎棘突下凹陷处。

操作： 将火罐扣在腰阳关穴上，拔上后立即取下，一拔一取，如此反复吸拔，闪罐30次。

4 留罐三阴交，清湿热、强筋起痿

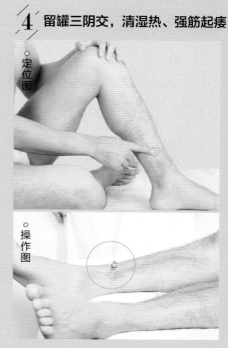

○ 定位图

○ 操作图

定位： 位于小腿内侧，足内踝尖上3寸，胫骨内侧缘后方。

操作： 将气罐吸附在三阴交穴上，留罐10～15分钟，调节负压吸引力度，以疼痛耐受为度。

❧ 注意事项 ❧

①提高身体素质。身体虚弱、过度疲劳、睡眠不足、紧张持久的脑力劳动，都是发病因素，应当积极从事体育锻炼，增强体质，并且注意休息，防止过劳。

②节制房事，避免各种类型的性刺激，让中枢神经和性器官得到充分休息，是防治阳痿的有效措施。

➤ **拔罐处方二：** 走罐 心俞 + 留罐 肾俞 + 留罐 气海 + 留罐 太溪

拔罐疗法

1 走罐心俞，宽胸理气、通络安神

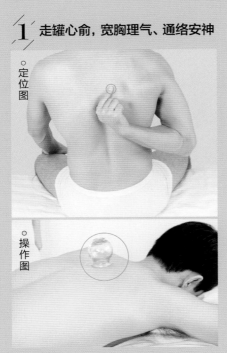

○定位图

○操作图

定位： 位于背部，第五胸椎棘突下，旁开1.5寸。
操作： 将火罐扣在心俞穴上，沿膀胱经依次来回走罐，以皮肤潮红为度，走罐10分钟。

2 留罐肾俞，补肾固精

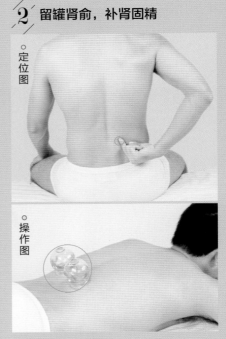

○定位图

○操作图

定位： 位于腰部，第二腰椎棘突下，旁开1.5寸。
操作： 将火罐扣在肾俞穴上，留罐15分钟，以局部皮肤有少量瘀血为度。

随证加穴拔罐

❶ 阴囊潮湿，小便黄赤——阴陵泉

穴位原理： 阴陵泉穴有清脾理热、宣泄水液的功效，加拔罐阴陵泉穴可治疗阳痿引起的阴囊潮湿、小便黄赤的症状。

❷ 失眠多梦——内关

穴位原理： 内关穴有宽胸理气、通络安神的作用，对于阳痿引起的失眠多梦症状，加拔罐内关穴可有效缓解。

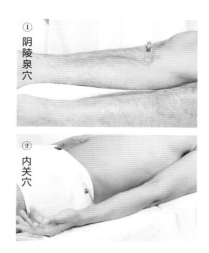

① 阴陵泉穴

② 内关穴

3 留罐气海，益气助阳、益肾固精

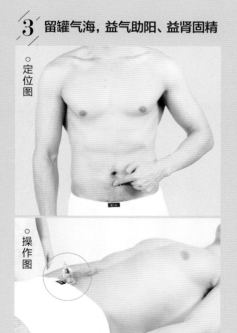

○ 定位图

○ 操作图

定位： 位于下腹部，前正中线上，脐中下1.5寸。

操作： 将气罐吸附在气海穴上，留罐15分钟，以局部皮肤泛红、充血为度。

4 留罐太溪，滋阴补肾

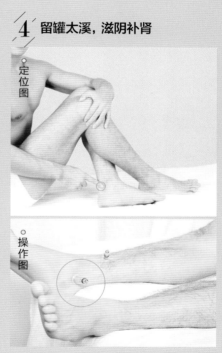

○ 定位图

○ 操作图

定位： 位于足内侧，内踝后方，内踝尖与跟腱之间的凹陷处。

操作： 将气罐吸附在太溪穴上，留罐10分钟，调节负压吸引力度，以疼痛耐受为度。

性冷淡，益气助阳兴致高

　　性冷淡是指由于疾病、精神、年龄等因素导致的性欲缺乏，即对性生活缺乏兴趣。中医学认为是七情内伤、劳伤精血、溺情纵欲，以致脾肾两亏、肝气郁结、疏泄失职而成。

扫码看视频

➨ **拔罐处方：** 走罐 **命门** ＋闪罐 **肾俞**

拔罐疗法

1 走罐命门，温和肾阳，健腰益肾

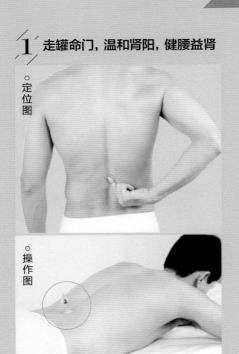

○定位图

○操作图

定位： 位于腰部，后正中线上，第二腰椎棘突下凹陷处。
操作： 将气罐吸附在命门穴上，走罐2分钟，以皮肤潮红、透热为度。

2 闪罐肾俞，补肾固精

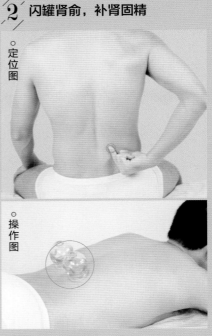

○定位图

○操作图

定位： 位于腰部，第二腰椎棘突下，旁开1.5寸。
操作： 将火罐扣在肾俞穴上，拔上后立即取下，一拔一取，如此反复吸拔，闪罐20次。

8
CHAPTER

排毒养颜美体，拔去毒素效果佳

　　拔罐能加速血液循环，促进新陈代谢，改善人体局部微环境，起到医疗和保健作用。拔罐让人体的阴阳达到平衡的状态。学会拔罐，让身体健康充满活力，皮肤粉嫩柔滑，娇美动人。

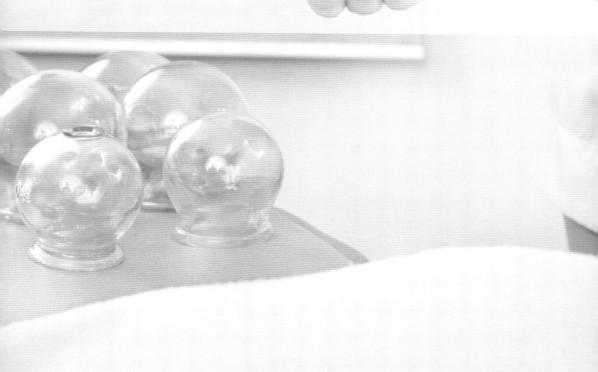

皮肤瘙痒，去痒止屑好舒爽

皮肤瘙痒是一种自觉皮肤瘙痒而无原发性损害的皮肤病。中医学认为全身性皮肤瘙痒多因肝旺血虚所致，肝旺则风从内生，血虚则肌肤失养，风胜血燥，风动作痒。

扫码看视频

拔罐处方： 留罐 **大椎** + 留罐 **肺俞** + 留罐 **膈俞** + 留罐 **脾俞**

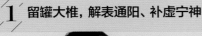
拔罐疗法

1 留罐大椎，解表通阳、补虚宁神

○定位图

○操作图

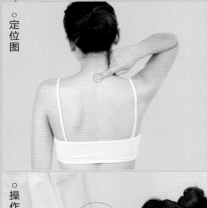

定位： 位于后正中线上，第七颈椎棘突下凹陷处。

操作： 将火罐扣在大椎穴上，留罐10分钟，以局部皮肤泛红、充血为度。

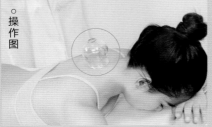

2 留罐肺俞，调理肺气、疏风祛邪

○定位图

○操作图

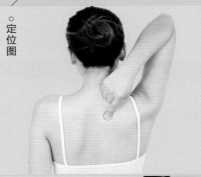

定位： 位于背部，第三胸椎棘突下，旁开1.5寸。

操作： 将火罐扣在肺俞穴上，留罐15分钟，以局部皮肤有抽紧感为度。

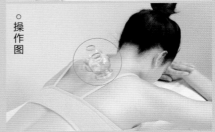

❀ 随证加穴拔罐 ❀

❶ 瘙痒午后或夜间加剧——足三里

穴位原理： 足三里穴有通经活络、补中益气的功效，加拔罐足三里穴可有效缓解皮肤瘙痒在午后或夜间加剧的状况。

❷ 口苦，烦躁易怒——肝俞

穴位原理： 肝俞穴有清利肝胆、补血消瘀的作用，对于皮肤瘙痒引起的口苦、烦躁易怒的症状，可加拔罐肝俞穴有效缓解。

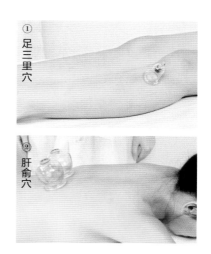

① 足三里穴

② 肝俞穴

---

❸ 留罐膈俞，理气活血

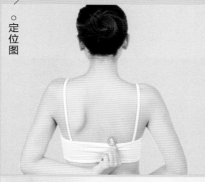

○ 定位图

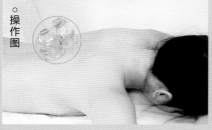

○ 操作图

定位： 位于背部，第七胸椎棘突下，旁开1.5寸。

操作： 将火罐扣在膈俞穴上，留罐10分钟，调节负压吸引力度，以疼痛耐受为度。

❹ 留罐脾俞，健脾和胃、利湿升清

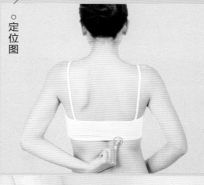

○ 定位图

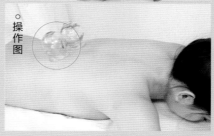

○ 操作图

定位： 位于背部，第十一胸椎棘突下，旁开1.5寸。

操作： 将火罐扣在脾俞穴上，留罐10分钟，以局部皮肤泛红、充血为度。

黄褐斑，调补肝肾理气血

黄褐斑，又称"蝴蝶斑""肝斑"，是有黄褐色色素沉着性的皮肤病。中医学认为，本病由肝气郁结、气血瘀滞或肾阳虚寒等所致。

扫码看视频

➤ **拔罐处方一：** 留罐 肺俞 ＋留罐 至阳

拔罐疗法

1 留罐肺俞，调补肺气、祛风止痛

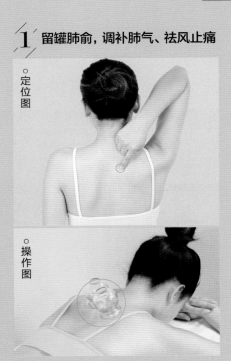

○定位图

○操作图

定位： 位于背部，第三胸椎棘突下，旁开1.5寸。
操作： 将火罐扣在肺俞穴上，留罐10分钟，以局部皮肤泛红、充血为度。

2 留罐至阳，壮阳益气、安和五脏

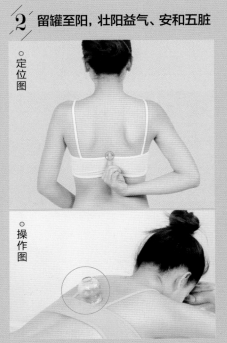

○定位图

○操作图

定位： 位于背部，后正中线上，第七胸椎棘突下凹陷处。
操作： 将火罐扣在至阳穴上，留罐15分钟，以局部皮肤泛红、充血为度。

⁅ **注意事项** ⁆

①日光照射和服用激素类药物能加重黄褐斑，所以要做好防晒工作，避免日晒和激素的应用。

②少吃感光性强的食物，适当服用维生素C和B族维生素。保证睡眠，避免过度劳累。

➤ **拔罐处方二：** 留罐 **肝俞** + 留罐 **肾俞**

拔罐疗法

1 **留罐肝俞，疏肝、理气、活血**

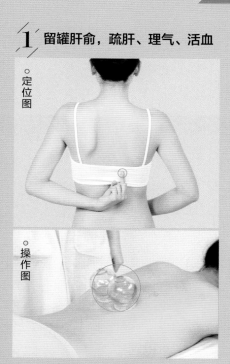

○定位图

○操作图

定位： 位于背部，第九胸椎棘突下，旁开1.5寸。

操作： 将火罐扣在肝俞穴上，留罐15分钟，以局部皮肤潮红为度。

2 **留罐肾俞，培补肾气**

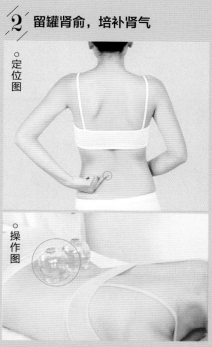

○定位图

○操作图

定位： 位于腰部，第二腰椎棘突下，旁开1.5寸。

操作： 将火罐扣在肾俞穴上，留罐15分钟，以局部皮肤有抽紧感为度。

湿疹，清热利湿调气血

湿疹是一种常见的由多种内外因素引起的表皮及真皮浅层的炎症性皮肤病。中医学认为，湿疹是由于禀性不耐，风热内蕴，外感风邪，风湿热邪相搏，浸淫肌肤而成，其中"湿"是主要因素。

扫码看视频

拔罐处方： 留罐 **脾俞** +留罐 **足三里** +留罐 **阴陵泉** +留罐 **三阴交**

拔罐疗法

1 留罐脾俞，健脾和胃、利湿升清

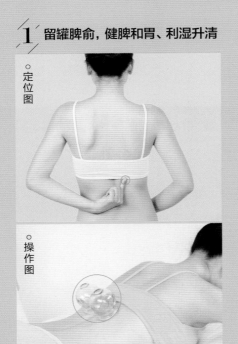

○定位图

○操作图

定位： 位于背部，第十一胸椎棘突下，旁开1.5寸。

操作： 将火罐扣在脾俞穴上，留罐10分钟，以局部皮肤泛红、充血为度。

2 留罐足三里，燥化脾湿

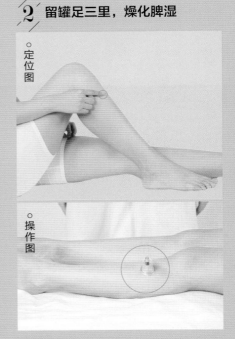

○定位图

○操作图

定位： 位于小腿外侧，犊鼻穴下3寸，距胫骨前缘一横指。

操作： 将气罐吸附在足三里穴上，留罐15分钟，以局部皮肤泛红、充血为度。

❧ 随证加穴拔罐 ❧

❶ 皮肤干燥，粗糙发裂——血海

穴位原理： 血海穴有调血、祛风、除湿的作用，对于湿疹引起的皮肤干燥、粗糙发裂的症状，可加拔罐血海穴有效缓解。

❷ 身热口渴，大便秘结——内庭

穴位原理： 内庭穴有清胃泻火、通肠化滞、清热宁神的功效，加拔罐内庭穴可有效缓解湿疹引起的身热口渴、大便秘结的症状。

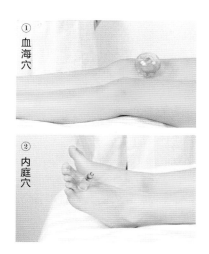

① 血海穴

② 内庭穴

3 留罐阴陵泉，益肾利湿

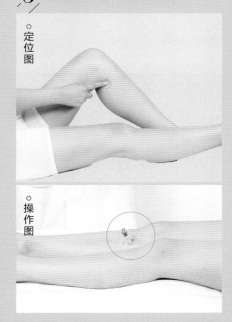

○ 定位图

○ 操作图

定位： 位于小腿内侧，胫骨内侧髁后下方凹陷处。

操作： 将气罐吸附在阴陵泉穴上，留罐15分钟，以局部皮肤泛红为佳。

4 留罐三阴交，健脾利湿

○ 定位图

○ 操作图

定位： 位于小腿内侧，内踝尖上3寸，胫骨内侧缘后方。

操作： 将气罐吸附在三阴交穴上，留罐10分钟，以局部皮肤有少量瘀血为度。

脚气，消炎止痒杀菌快

脚气，即足癣，俗称"香港脚"，是一种常见的感染性皮肤病，主要由真菌感染引起。中医学认为本病由内蕴湿热，兼感风邪或血虚风燥导致。

扫码看视频

▶ **拔罐处方一：** 留罐 足三里 + 留罐 太冲

拔罐疗法

1 留罐足三里，健脾化湿、补益气血

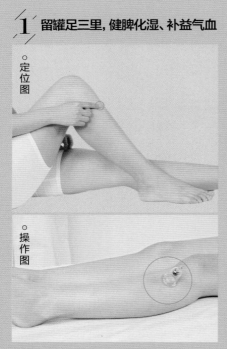

○定位图

○操作图

定位： 位于小腿前外侧，犊鼻穴下3寸，距胫骨前缘一横指。

操作： 用拔罐器将气罐吸附在足三里穴上，留罐15分钟，以局部皮肤潮红为度。

2 留罐太冲，疏肝养血、清利下焦

○定位图

○操作图

定位： 位于足背侧，足第一、第二跖骨结合部之前凹陷处。

操作： 用拔罐器将气罐吸拔在太冲穴上，留罐15分钟，以局部皮肤有抽紧感为度。

❦ 注意事项 ❦

①勿乱用脚气偏方，有些药物或偏方确实可以临时止痒，但可能会加重脚气或引起更严重的接触性皮炎。

②脚气治疗不应只停留在用药上，平时应注意脚部护理。如每天用温盐水泡脚，并彻底擦干；穿合适、透气性好的鞋子；每天更换袜子和鞋子等。

➤ **拔罐处方二：** 留罐 丰隆 ＋留罐 太溪

拔罐疗法

1 留罐丰隆，祛痰化湿

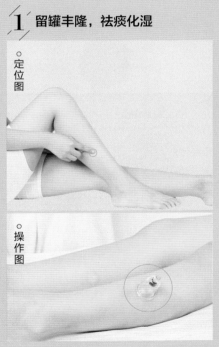

○定位图

○操作图

定位： 位于小腿前外侧，外踝尖上8寸，胫骨前缘外1.5寸。
操作： 用拔罐器将气罐吸附在丰隆穴上，留罐10分钟，以局部皮肤泛红、充血为度。

2 留罐太溪，滋阴益肾

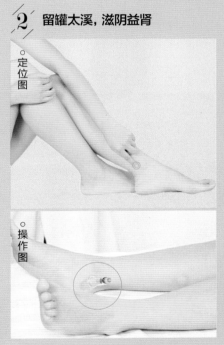

○定位图

○操作图

定位： 位于足内侧，内踝后方，内踝尖与跟腱之间的凹陷处。
操作： 用拔罐器将气罐吸附在太溪穴上，留罐10分钟，以局部皮肤泛红、充血为度。

痤疮，健脾化湿清血热

痤疮是皮肤科常见的疾病，又称"青春痘"，多发于面部。中医学认为痤疮是血中有热所致。血中之热是由五脏蕴热，注入血脉；或经络中血气不和，外来湿邪、热邪损伤人体血液，导致痤疮。

扫码看视频

拔罐处方： 留罐 **肺俞** + 留罐 **脾俞**

拔罐疗法

1 留罐肺俞，调补肺气、祛风止痛

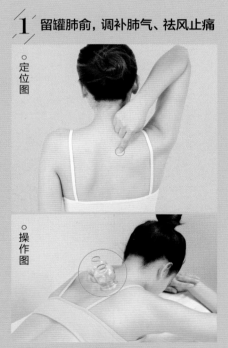

○ 定位图

○ 操作图

定位： 位于背部，第三胸椎棘突下，旁开1.5寸。

操作： 将火罐扣在肺俞穴上，留罐15分钟，以局部皮肤有少量瘀血为度。

2 留罐脾俞，益气健脾、清热祛湿

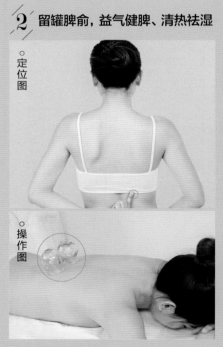

○ 定位图

○ 操作图

定位： 位于背部，第十一胸椎棘突下，旁开1.5寸。

操作： 将火罐扣在脾俞穴上，留罐10分钟，调节负压吸引力度，以疼痛耐受为度。